温疫论

（第二版）

明·吴又可◎著

何　永◎校注

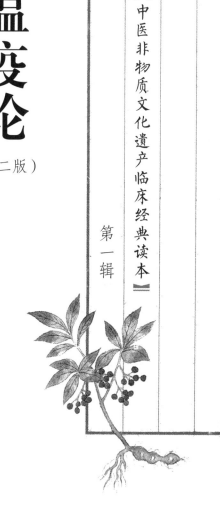

中医非物质文化遗产临床经典读本

第一辑

中国健康传媒集团

中国医药科技出版社

图书在版编目（CIP）数据

温疫论 /（明）吴又可著；何永校注 . — 2 版 . —北京：中国医药科技出版社，2019.7

（中医非物质文化遗产临床经典读本）

ISBN 978-7-5214-1100-3

Ⅰ . ①温… Ⅱ . ①吴… ②何… Ⅲ . ①瘟疫论—中国—明代 Ⅳ . ① R254.3

中国版本图书馆 CIP 数据核字（2019）第 068229 号

美术编辑 陈君杞
版式设计 也 在

出版 **中国健康传媒集团** | 中国医药科技出版社
地址 北京市海淀区文慧园北路甲 22 号
邮编 100082
电话 发行：010 - 62227427 邮购：010 - 62236938
网址 www.cmstp.com
规格 880 × 1230mm $\frac{1}{32}$
印张 3 $\frac{1}{8}$
字数 65 千字
初版 2010 年 12 月第 1 版
版次 2019 年 7 月第 2 版
印次 2023 年 2 月第 3 次印刷
印刷 三河市百盛印装有限公司
经销 全国各地新华书店
书号 ISBN 978-7-5214-1100-3
定价 **15.00 元**

获取新书信息、投稿、为图书纠错，请扫码联系我们。

　　《温疫论》是我国医学发展史上的第一部温疫学专著。全书共二卷。卷上共载论文五十篇，主要论述温疫之病因、病机、证候、治疗、变证、宜忌，以及温疫与伤寒的区别。卷下载论文三十余篇，重点叙述温疫的种类、传变、治疗原则，各种兼证、变证的治疗和调理，分析前人对温疫认识的错误及原因，并对有代表性的错误观点进行了分析批判。《温疫论》开创了中医外感病防治的新局面，创立了较为完整的温病学理论体系，对温病学的发展具有划时代影响。

　　本次校勘在充分借鉴前人整理成果的基础上，搜集版本，精心校注，主要供中医药研究者、学习者和中医爱好者使用。

内容提要

《中医非物质文化遗产临床经典读本》

编 委 会

出版者的话

　　中国从有文献可考的夏、商、周三代，就进入了文明的时代。中国人认为自己是炎黄的子孙，若以此推算，中国的文明史可以追溯到五千年前。中华民族崇尚自然，形成了"天人合一"的信仰，中医学就是在这种信仰的基础上产生的一种传统医学。

　　中医的起源可以追溯到炎帝、黄帝时期，根据考古、文献记载和传说，炎帝神农氏发明了用药物治病，黄帝轩辕氏创造脏腑经脉知识，炎帝和黄帝不仅是中华民族的始祖，也是中医的缔造者。

　　大约在公元前1600年，商代的伊尹发明了用"汤液"治病，即根据不同的证候把药物组合在一起治疗疾病，后世称这种"汤液"为"方剂"，这种治病方法一直延续到现在。由此可见，中华民族早在3700多年前就发明了把各种药物组合为"方剂"治疗疾病，实在令人惊叹！商代的彭祖用养生的方法防治疾病，中国人重视养生的传统至今深入民心。根据西汉司马迁《史记》的记载，春秋战国时期的秦越人扁鹊善于诊脉和针灸，西汉仓公淳于意善于辨证施治。这些世代传承积累的医药知识，到了西汉时期已蔚为大观。汉文帝下诏命刘向等一批学者整理全国的图书，整理后的图书分为六大类，即六艺、诸子、诗赋、兵书、术数、方技，方技即医学。刘向等校书，前后历时27年，是对中国历史文献最为壮观的结集、整理、研究，真正起到了上对古人、下对子孙后代的承前启后的作用。后之学者，欲考中国学术的源流，可以此为纲鉴。

这些记载各种医学知识的医籍，传之后世，被遵为经典。医经中的《黄帝内经》，记述了生命、疾病、诊疗、药物、针灸、养生的原理，是中医学理论体系形成的标志。这部著作流传了2000多年，到现在，仍被视为学习中医的必读之书，且早在公元7世纪，就传播到了周边一些国家和地区，近代以来，更是被翻译成多种语言，在世界许多国家广泛传播。

经方医籍中记载了大量以方治病和药物的知识，其中有《汤液经法》一书，相传是伊尹所作。东汉时期，人们把用药的知识编纂为一部著作，称《神农本草经》，其中记载了365种药物的药性、产地、采收、加工和主治等，是现代中药学的起源。中国历代政府重视对药物进行整理规范，著名的如唐代的《新修本草》、宋代的《证类本草》，到了明代，著名医学家李时珍历经30余年研究，编撰了《本草纲目》一书，在世界各国产生了广泛影响。

东汉时期的张仲景，对医经、经方进行总结，创造了"六经辨证"的理论方法，编撰了《伤寒杂病论》，成为中医临床学的奠基人，至今仍是指导中医临床的重要文献。这部著作早在公元700年左右就传到日本等国家和地区，一直受到重视。

西晋时期，皇甫谧将《素问》《针经》和《黄帝明堂经》进行整理，编纂了《针灸甲乙经》，系统地记录了针灸的理论与实践，成为学习针灸的经典必读之书，一直传承到现在。这部著作也被翻译成多种语言，在世界各地广泛传播。

中医学在数千年的发展历程中，创造积累了丰富的医学理论与实践经验，仅就文献而言，保存下来的中医古籍就有1万余种。中医学独特的思想与实践，在人类社会关注健康、重视保护文化多样性和非物质文化遗产的背景下，显现出更加旺盛的生命力。

中医药学与中华民族所有的知识一样，是"究天人之际"的学问，所以，中国的学者们信守着"究天人之际，通古今之变，成一家之言"的至理。《素问·著至教论篇》记载黄帝与雷公讨论医道说："而道，上知天文，下知地理，中知人事，可以长久。以教众庶，亦不疑殆。医道论篇，可传后世，可以为宝。"这段话道出了中医学的本质。中医是医道，医道是文化、是智慧，《黄帝内经》中记载的都是医道。医道是究天人之际的学问，天不变，道亦不变，故可以长久，可以传之后世，可以为万世之宝。

医道可以长久，在医道指导下的医疗实践，也可以长久。故《黄帝内经》中的诊法、刺法可以用，《伤寒论》《金匮要略》《备急千金要方》《外台秘要》的医方今天亦可以用，《神农本草经》《证类本草》《本草纲目》的药今天仍可以用。

或许要问，时间太久了，没有发展吗？不需要创新吗？其实，求新是中华民族一贯的追求。如《礼记·大学》说："苟日新，日日新，又日新。"清人钱大昕有一部书叫《十驾斋养新录》，他以咏芭蕉的诗句解释"养新"之义说："芭蕉心尽展新枝，新卷新心暗已随，愿学新心养新德，长随新叶起新知。"原来新知是"养"出来的。

中华民族"和实生物，同则不继"的思想智慧，与当今国际社会提出的保护和促进文化多样性、保护人类的非物质文化遗产的需求相呼应。世界卫生组织2000年发布的《传统医学研究和评价方法指导总则》中，将"传统医学"定义为"在维护健康以及预防、诊断、改善或治疗身心疾病方面使用的各种以不同文化所特有的理论、信仰和经验为基础的知识、技能和实践的总和"，点明了文化是传统医学的根基。习近平总书记深刻指出："中医药学是中国古代科学的瑰宝，也是打开中华文明宝库的钥匙。"这套丛书的整理出版，也是为了打磨好中医药学这把钥匙，以期打开中华文明这个宝库。

希望这套书的再版，能够带您回归经典，重温中医智慧，获得启示，增添助力！

中国医药科技出版社

2019 年 6 月

校注说明

吴有性，字又可，江苏吴县人，约生活于16世纪末至17世纪中叶。明末清初著名医学家，温病学派重要代表人物和奠基者。

吴有性所生活的时代，正值明末，政治黑暗，天灾频繁，饥荒遍地，又加之战乱频发，致使大规模疫病流行不断发生。有人统计，明代共发生大规模温疫流行64次，清代共74次。频繁的温疫流行，为温病学理论的成熟和发展创造了客观条件。明·崇祯十四年（1641年），中原及江浙一代温疫大流行。当时医家尚未充分认识温疫病因、病机、病性和治法的特殊性，多沿用前人一般外感病或伤寒病的治疗方法，以辛温发汗、苦寒清热、峻攻祛邪之剂治疫，药证不当，往往无效，乃致失治误治，枉夭者不可胜数。在这一时期，吴有性博览群籍，仔细观察，精心思索，结合大量的临床实践，认真鉴别和总结温病的治疗经验，经过长期的努力，终于形成了一套全新的、科学的、符合温疫病证规律的理论和治法体系。他在崇祯十五年（1642年）将自己的研究成果进行了全面总结，写成《温疫论》，该书是我国医学发展史上的第一部温疫学专著。《温疫论》既是吴有性的代表作，也是他的惟一存世著作。

《温疫论》全书共二卷。卷上共载文五十篇，主要论述温疫之病因、病机、证候、治疗、变证、宜忌，以及温疫与伤寒的区别。

卷下载论文三十余篇，重点叙述温疫的种类、传变、治疗原则，各种兼证、变证的治疗和调理，分析前人对温疫认识的错误及原因，并对有代表性的错误观点进行了分析批判。

《温疫论》首先明确提出了疫病的发生"非风非寒，非暑非湿，乃天气间别有一种异气所感"所致的观点，认为温疫为感受"疬气""杂气""疫气"等特殊致病邪气而发病，这些致病邪气在性质、致病类型、特异性、流行性等方面与一般外感病和伤寒病有本质不同。并进一步指出，"疫气"等病原的传染途径是通过空气接触，由口鼻、皮肤侵入而致病。《温疫论》十分重视体质对温疫发病和传变的重要影响，认为体质强弱在一定程度上决定发病与否，并与温疫病情的轻重、证候类型、治法和转归有着直接的关系。

《温疫论》认为瘟疫初起，病邪多居于"膜原"半表半里之间，汗之不可，下之亦不可，创制了达原饮以透达膜原，用于本病初期的治疗。温疫中、后期传变迅速，病情万变，需随证立法，甚则一日三变、四变其方，犯胃则攻下，出表则发汗，表里同病则表里同治，正虚邪实则攻补兼施，活法机变，因证而施，变化虽繁总以逐邪为第一要务，形成了严密和较为成熟的温疫治疗体系。

除了温病学方面的成就外，吴氏的治学态度和治学方法也值得学习。一方面他广采博收前贤学术精华；另一方面，他对前人的观点不迷信、不盲从，坚持严谨、客观、科学的治学态度，实事求是，理论联系实际。对于那些与临床实践不符或自相矛盾的古训大胆怀疑，敢于另创新说，并小心求证和总结。正确地处理了继承和创新的关系是他取得辉煌学术成就的根本原因。

《温疫论》开创了中医外感病防治的新局面，创立了较为完整的温病学理论体系，对温病学的发展影响很大。清代著名的温病学家如戴北山、杨栗山、刘松峰、叶天士、吴鞠通等，都不同程度地受到《温疫论》的影响。国内外学者在本书基础上进行补充阐发，涌现了一大批温病学的研究著作。尽管吴氏书中还存在少量错误观点和不足，但瑕不掩瑜，吴氏辉煌学术成就和创新精神，对中国医学乃至世界医学发展都具有不可磨灭的贡献。

《温疫论》成书以后，受到国内外学者的广泛重视，产生了深远的学术影响。在短短的几十年里，该书就被翻刻了数十次，还出现了大量的评注本、增补本。据不完全统计，现存的各种《温疫论》版本达80种以上，分散在国内各地的图书馆以及日本、韩国等国家的各种藏书机构。现存较早的版本有：清·康熙三十年辛未（1691年）石楷校本、清·康熙三十三年甲戌（1709年）张以增评点本、清·康熙四十八年己丑（1709年）刘敞校本、清·康熙四十九年辛卯（1710年）郑重光补注本、清·康熙五十四年（1715年）《醒医六书》本、清·乾隆四十三年（1778年）《四库全书》本、日本享和三年癸亥（1803年）标注本等、人民卫生出版社1986年点校本、浙江中医研究所1976年评注本等。由于本书原刻已佚，现存版本较多，各版本之间均存在不同程度的文字出入，版本系统考察难度较大。综合现有的研究成果，可将本书具有代表性的版本系统归纳为4个：①石楷本系统：以康熙三十年辛未（1691年）石楷校本、康熙四十八年己丑（1709年）刘敞校本为代表；②张以增评点本系统：包括康熙三十三年甲戌（1709年）张以增评点本、康熙五十四年（1715年）补敬堂醒医六书本；③郑重光评注本系统；④《四库全书》本系统。

本书虽然已经被多次整理，取得了显著的研究成果。但现存各通行版本中的文字、注解中还存在不同程度的缺憾，有必要在广泛汲取前人校勘成果的基础上，对本书进行一次全新的整理，以方便读者学习。本次校勘以清·乾隆四十三年（1778年）《四库全书》本（简称四库本）为底本，以日本享和三年癸亥（1803年）标注本（简称"日本本"）、人民卫生出版社1986年点校本（简称

"人卫本")、浙江中医研究所 1976 年评注本（简称"评注本"）为对校本，旁参《中国医学大成》本及所引诸书，并结合本校、理校和他校，对该书进行了精心校勘，具体处理方法如下。

1. 将原书繁体竖排改为简体横排，用现代标点符号对原文进行重新句读。凡书中用"右"字代表上文者，则按横排习惯改为"上"字。

2. 凡底本因写刻致误的明显错字，予以径改。凡底本与校本互异，显系底本误脱衍倒者，予以勘正；若难以判定是非或两义均通者，不改原文；若显系校本讹误，或节引、义引他书而无损文义者，不予处理。凡底本与校本虽同，但仍不符合文理、义理者，则结合理校予以勘正。

3. 对原书中的俗写字、异体字、古今字，包括药物的俗名，均以现代常用字适当规范，除部分仍需保留者外，尽量前后律齐，如祗与只，梹榔与槟榔、灯芯与灯心等，均以后者律之。对容易引起歧义的通假字，则尽量回改为本字，如燥与躁、穰与瓤、委与萎、隔与膈等，凡义属后者，均改为后字。但对某些习惯用字，如荣与营、症与证等，则视具体情况处理，而不强求一律。

由于整理者水平有限，疏漏之处在所难免，祈望同道不吝示教。本次校勘借鉴和吸收了若干前辈同行的校勘和注释成果，在此一并致以诚挚感谢。

校注者

2009 年 10 月

自　序

　　夫温疫之为病，非风、非寒、非暑、非湿，乃天地间别有一种异气所感。其传有九，此治疫紧要关节。奈何自古迄今，从未有发明者。仲景虽有《伤寒论》，然其法始自太阳，或传阳明，或传少阳，或三阳竟自传胃。盖为外感风寒而设，故其传法与温疫自是迥别。嗣后论之者纷纷，不止数十家，皆以伤寒为辞。其于温疫证则甚略之。是以业医者所记所诵，连篇累牍俱系伤寒，及其临证，悉见温疫，求其真伤寒百无一二。不知屠龙之艺①虽成而无所施，未免指鹿为马矣。余初按诸家咸谓：春、夏、秋皆是温病，而伤寒必在冬时。然历年较之，温疫四时皆有。及究伤寒，每至严寒，虽有头疼、身痛、恶寒、无汗、发热，总似太阳证，至六七日失治，未尝传经。每用发散之剂，一汗即②解。间有不药亦自解者，并未尝因失汗以致发黄、谵语、狂乱、苔刺等症。此皆感冒肤浅之病，非真伤寒也。伤寒，感冒，均系风寒，不无轻重之殊。究竟感冒居多，伤寒希有。况温疫与伤寒，感受有霄壤之隔。今鹿马攸分，益见伤寒世所绝少。仲景以伤寒为急病，仓卒失治，

---

①　屠龙之艺：典出《庄子·列御寇》："朱泙漫学屠龙于支离益，单（殚）千金之家，三年技成而无所用其巧。"用于比喻高明但毫无实际用处的本领。

②　即：原脱，人卫本据张本补。另，刘本作"而"，二义皆通。

1

多致伤生，因立论以济天下后世，用心可谓仁矣。然伤寒与温疫均急病也。以病之少者，尚谆谆告世，至于温疫多于伤寒百倍，安忍反置勿论？或谓温疫之证，仲景原别有方论，历年既久，兵火湮没，即《伤寒论》乃称散亡之余，王叔和立方造论，谬称全书。温疫之论，未必不由散亡也明矣。崇祯辛巳，疫气流行，山东、浙省、南北两直，感者尤多，至五六月益甚，或至阖门传染。始发之际，时师误以伤寒法治之，未尝见其不殆也。或病家误听七日当自愈，不尔，十四日必瘳，因而失治，有不及期而死者；或有妄用峻剂，攻补失序而死者；或遇医家见解不到，心疑胆怯，以急病用缓药，虽不即受其害，然迁延而致死比比皆是。所感轻者，尚获侥幸；感之重者，更加失治，枉死不可胜记。嗟乎！守古法不合今病，以今病简①古书，原无明论，是以投剂不效，医者彷徨无措，病者日近危笃。病愈急，投药愈乱，不死于病，乃死于医，不死于医，乃死于圣经之遗亡也。吁！千载以来，何生民不幸如此。余虽固陋，静心穷理，格其所感之气，所入之门，所受之处，及其传变之体，平日所用历验方法，详述于下，以俟高明者正之。

时崇祯壬午仲秋姑苏洞庭吴有性书于淡淡斋

---

① 简：寻检，查阅。

目 录

下卷

上 卷

原 病

病疫之由，昔以为非其时有其气，春应温而反大寒，夏应热而反大凉，秋应凉而反大热，冬应寒而反大温，得非时之气，长幼之病相似以为疫。余论则不然。夫寒热温凉用四时之常，因风雨阴晴，稍为损益，假令秋热必多晴，春寒因多雨，较之亦天地之常事，未必多疫也。伤寒与中暑感天地之常气，疫者感天地之疠气。在岁有多寡；在方隅有厚薄；在四时有盛衰。此气之来，无论老少强弱，触之者即病。邪自口鼻而入，则其所客，内不在脏腑，外不在经络，舍于伏脊之内，去表不远，附近于胃，乃表里之分界，是为半表半里，即《针经》所谓横连膜原是也。

胃为十二经之海，十二经皆都会于胃。故胃气能敷布于十二经中，而荣养百骸，毫发之间，弥所不贯。凡邪在经为表，在胃为里，今邪在膜原者，正当经胃交关之所，故为半表半里，其热淫之气浮越于某经，即能显某经之证。如浮越于太阳，则有头项痛、腰痛如折；如浮越于阳明，则有目痛、眉棱骨痛、鼻干；如浮越于少阳，则有胁痛、耳聋、寒热、呕而口苦。大概观之，邪越太阳居多，阳明次之，少阳又其次也。

邪之所着，有天受，有传染，所感虽殊，其病则一。凡人口鼻之气，通乎天气，本气充满，邪不易入，本气适逢亏欠，呼吸之间，外邪因而乘之。昔有三人，冒雾早行，空腹者死，饮酒者病，饱食者不病。疫邪所着，又何异耶？若其年气来盛^①厉，不论强弱，正气稍衰者，触之即病，则又不拘于此矣。其感之深者，中而即发；感之浅者，邪不胜正，未能顿发，或遇饥饱劳碌、忧思气怒，正气被伤，邪气始得张溢，营卫营运之机乃为之阻，吾身之阳气，因而屈曲，故为病热。

　　其始也，格阳于内，不及于表，故先凛凛恶寒，甚则四肢厥逆。阳气渐积，郁极而通，则厥回而中外皆热。至是但热而不恶寒者，因其阳气之周也。此际应有汗，或反无汗者，存乎邪结之轻重也。即便有汗，乃肌表之汗。若外感在经之邪，一汗而解。今邪在半表半里，表虽有汗，徒损真气，邪气深伏，何能得解？必俟其伏邪渐退，表气潜行于内，乃作大战，精气自内由膜中以达表，振战止而复热。此时表里相通，故大汗淋漓，衣被湿透，邪从汗解，此名战汗。当即脉静身凉，神清气爽，划然而愈。然有自汗而解者，但出表为顺，即不药亦自愈也。伏邪未退，所有之汗，止得卫气渐通，热亦暂减，超时复热。午后潮热者，至是郁甚，阳气与时消息也。自后加热而不恶寒者，阳气之积也。其恶寒或微或甚，因其人之阳气盛衰也；其发热或久或不久，或昼夜纯热，或黎明稍减，因其感邪之轻重也。

　　疫邪与疟仿佛，但疟不传胃，惟疫乃传胃。始则皆先凛凛恶寒，既而发热，又非若伤寒发热而兼恶寒也。至于伏邪动作，方有变证。其变或从外解，或从内陷。从外解者顺，从内陷者逆。

---

① 盛：原作"之"，据人卫本改。

更有表里先后不同：有先表而后里者，有先里而后表者，有但表而不里者，有但里而不表者，有表里偏胜者，有表里分传者，有表而再表者，有里而再里者，有表里分传而再分传者。

从外解者，或发斑，或战汗、狂汗、自汗、盗汗；从内陷者，胸膈痞闷，心下胀满，或腹中痛，或燥结便秘，或热结旁流，或协热下利，或呕吐、恶心、谵语、舌黄①、舌黑、苔刺等证。因证而知变，因变而知治。此言其大略，详见脉证治法诸条。

温疫初起

温疫初起，先憎寒而后发热，日后但热而无憎寒也。初得之二三日，其脉不浮不沉而数，昼夜发热，日晡益甚，头疼身痛。其时邪在伏脊之前，肠胃之后，虽有头疼身痛，此邪热浮越于经，不可认为伤寒表证，辄用麻黄、桂枝之类强发其汗。此邪不在经，汗之徒伤表气，热亦不减。又不可下，此邪不在里，下之徒伤胃气，其渴愈甚。宜达原饮。

达原饮

槟榔二钱　厚朴一钱　草果仁五分　知母一钱　芍药一钱　黄芩一钱　甘草五分

上用水二盅，煎八分，午后温服。

按：槟榔能消能磨，除伏邪，为疏利之药，又除岭南瘴气；厚朴破戾②气所结；草果辛烈气雄，除伏邪盘踞；三味协力，

---

① 舌黄：诸本不同，有作"唇黄"者，评注本称有版本为"唇焦"，义胜。

② 戾：同"疠"，通假字，指瘟疫。今多称"戾气"，义同"疠气"，故存而不改，下同。

直达其巢穴，使邪气溃败，速离膜原，是以为达原也。热伤津液，加知母以滋阴；热伤营血，加白芍以和血；黄芩清燥热之余；甘草为和中之用；以后四味，不过调和之剂，如渴与饮，非拔病之药也。

凡疫邪游溢诸经，当随经引用，以助升泄，如胁痛、耳聋、寒热、呕而口苦，此邪热溢于少阳经也，本方加柴胡一钱；如腰背项痛，此邪热溢于太阳经也，本方加羌活一钱；如目痛、眉棱骨痛、眼眶痛、鼻干不眠，此邪热溢于阳明经也，本方加干葛一钱。证有迟速轻重不等，药有多寡缓急之分，务在临时斟酌，所定分两大略而已，不可执滞。间有感之轻者，舌上白苔亦薄，热亦不甚，而无数脉，其不传里者，一二剂自解。稍重者，必从汗解，如不能汗，乃邪气盘踞于膜原，内外隔绝，表气不能通于内，里气不能达于外，不可强汗。或者见加发散之药，便欲求汗，误用衣被壅遏，或将汤火熨蒸，甚非法也。然表里隔绝，此时无游溢之邪在经，三阳加法不必用，宜照本方可也。

感之重者，舌上苔如积粉，满布无隙，服汤后不从汗解，而从内陷者，舌根先黄，渐至中央，邪渐入胃，此三消饮证。若脉长洪而数，大汗多渴，此邪气适离膜原，欲表未表，此白虎汤证。如舌上纯黄色，兼之里证，为邪已入胃，此又承气汤证也。有二三日即溃而离膜原者，有半月十数日不传者，有初得之四五日，淹淹摄摄①，五六日后陡然势张者。凡元气胜者毒易传化，元气薄者邪不易化，即不易传。设遇他病久亏，适又

---

① 淹淹摄摄：淹淹，精神昏沉不振的样子。摄摄，无力的样子。亦作"厌厌聂聂"，《素问·平人气象论》曰："平肺脉来，厌厌聂聂，如落榆荚。"本指脉象轻浮无力，此处用指病情初起，病势轻微，若有若无的样子。

染疫能感不能化，安望其传？不传则邪不去，邪不去则病不瘳，延缠日久，愈沉愈伏，多致不起，时师误认怯证，日进参芪，愈壅愈固，不死不休也。

传变不常

疫邪为病，有从战汗而解者；有从自汗、盗汗、狂汗而解者；有无汗竟传入胃者；有自汗淋漓，热渴反甚，终得战汗方解者；有胃气壅郁，必因下乃得战汗而解者；有表以汗解，里有余邪，不因他故，越三五日前证复发者；有发黄因下而愈者；有发黄因下而斑出者；有竟从发斑而愈者；有里证急，虽有斑，非下不愈者。此虽传变不常，亦疫之常变也。

有局外之变者，男子适逢淫欲，或向来下元空虚，邪热乘虚陷于下焦，气道不施，以致小便闭塞，小腹胀满，每至夜即发热，以导赤散、五苓、五皮之类，分毫不效，得大承气一服，小便如注而愈者。或里有他病，一隅之亏，邪乘宿昔所损而传者，如失血崩带，经水适来适断，心痛疝气，痰火喘急，凡此皆非常变。大抵邪行如水，惟注者受之，传变不常，皆因人而使，盖因疫而发旧病，治法无论某经某病，但治其疫而旧病自愈。

急证急攻

温疫发热一二日，舌上白苔如积粉，早服达原饮一剂，午前舌变黄色，随现胸膈满痛，大渴烦躁，此伏邪即溃，邪毒传胃也。前方加大黄下之，烦渴少减，热去六七。午后复加烦躁发热，通舌变黑生刺，鼻如烟煤，此邪毒最重，复瘀到胃，急投大承气汤。傍晚大下，至夜半热退，次早鼻黑苔刺如失。此一日之间而有三变，数日之法一日行之。因其毒甚，传变亦速，用药不得不紧。设此证不服药，或投缓剂，羁迟二三日，必死。设不死，服药亦无及矣。尝见温疫二三日即毙者，乃其类也。

表里分传

温疫舌上白苔者，邪在膜原也。舌根渐黄至中央，乃邪渐入胃。设有三阳现证，用达原饮三阳加法。因有里证，复加大黄，名三消饮。三消者，消内消外消不内外也。此治疫之全剂，以毒邪表里分传，膜原尚有余结者宜之。

三消饮

槟榔　草果　厚朴　白芍　甘草　知母　黄芩　大黄　葛根　羌活　柴胡

姜、枣煎服。

热邪散漫

温疫脉长洪而数，大渴复大汗，通身发热，宜白虎汤。

白虎汤

石膏—两　知母五钱　甘草五钱　炒米—撮

加姜煎服。

按：白虎汤辛凉发散之剂，清肃肌表气分药也。盖毒邪已溃，中结渐开，邪气分离膜原，尚未出表，然内外之气已通，故多汗，脉长洪而数。白虎辛凉解散，服之或战汗，或自汗而解。若温疫初起，脉虽数未至洪大，其时邪气盘踞于膜原，宜达原饮。误用白虎，既无破结之能，但求清热，是犹扬汤止沸也。若邪已入胃，非承气不愈，误用白虎，既无逐邪之能，徒以刚悍而伐胃气，反抑邪毒，致脉不行，因而细小。又认阳证得阴脉，妄言不治。医见脉微欲绝，益不敢议下。日惟杂进寒凉，以为稳当，愈投愈危，至死无悔。此当急投承气缓缓下之，六脉自复。

内壅不汗

邪发于半表半里，一定之法也。至于传变，或出表，或入里，或表里分传，医见有表复有里，乃引经论，先解其表，乃攻其里，此大谬也。尝见以大剂麻黄连进，一毫无汗，转见烦躁者何耶？盖发汗之理，自内由中以达表。今里气结滞，阳气不能敷布于外，即四肢未免厥逆，又安能气液蒸蒸以达表？譬如缚足之鸟，乃欲飞升，其可得乎？盖鸟之将飞，其身必伏，先足纵而后扬翅，方得升举，此与战汗之义同。又如水注，闭其后窍，则前窍不能涓滴，与发汗之义同。凡见表里分传之证，务宜承气先通其里，里气一通，不待发散，多有自能汗解。

下后脉浮

里证下后，脉浮而微数，身微热，神思或不爽，此邪热浮于肌表，里无壅滞也。虽无汗，宜白虎汤，邪从汗解。若大下后或数下后，脉空浮而数，按之豁然如无，宜白虎汤加人参，覆杯则汗解。下后脉浮而数，原当汗解，迁延五六日脉证不改，仍不得汗者，以其人或自利经久，或素有他病先亏，或本病日久不痊，或反复数下，以致周身血液枯涸，故不得汗，白虎辛凉除肌表散漫之热邪，加人参以助周身之血液，于是经络润泽，元气鼓舞，腠理开发，故得汗解。

下后脉复沉

里证脉沉而数，下后脉浮者，当得汗解。今不得汗，后二三日，脉复沉者，膜原余邪复瘀到胃也，宜更下之。更下后，脉再浮者，仍当汗解，宜白虎汤。

邪气复聚

里证下后，脉不浮，烦渴减，身热退，越四五日复发热者，此非关饮食劳复，乃膜原尚有余邪隐匿，因而复发，此必然之理。不知者每每归咎于病患，误也。宜再下之即愈。但当少与，慎勿过剂，以邪气微也。

下后身反热

应下之证，下后当脉静身凉，今反发热者，此内结开，正气通，郁阳暴伸也。即如炉中伏火，拨开虽焰，不久自息，此与下后脉反数义同。若温疫将发，原当日渐加热，胃本无邪，误用承气，更加发热，实非承气使然，乃邪气方张，分内之热也。但嫌下早之误，徒伤胃气耳。日后传胃，再当下之。又有药烦者，与此悬绝，详载本条。

下后脉反数

应下失下，口燥舌干而渴，身反热减，四肢时厥，欲得近火壅被，此阳气伏也。既下厥回，去炉减被，脉大而加数，舌上生津，不思水饮，此里邪去，郁阳暴伸也，宜柴胡清燥汤去花粉、知母，加葛根，随其性而升泄之。此证类近白虎，但热渴既除，又非白虎所宜也。

因证数攻

温疫下后二三日，或一二日，舌上复生苔刺，邪未尽也。再下之，苔刺虽未去，已无锋芒而软，然热渴未除，更下之，热渴减，苔刺脱，日后更复热，又生苔刺，更宜下之。余里周因之者，患疫月余，苔刺凡三换，计服大黄二十两，始得热不复作，其余脉证方退也。所以凡下不以数计，有是证则投是药。医家见理不透，经历未到，中道生疑，往往遇此证，反致耽搁。但其中有间日一下者，有应连下三四日者，有应连下二日间一日者。其中宽缓之间，有应用柴胡清燥汤者，有应用犀角地黄汤者。至投承气，某日应多与，某日应少与，其间不能得法，亦足以误事，此非可以言传，贵乎临时斟酌。

朱海畴者，年四十五岁，患疫得下证，四肢不举，身卧如塑，目闭口张，舌上苔刺。问其所苦不能答，因问其子，两三日所服何药？云进承气汤三剂，每剂投大黄两许不效，更无他策，惟待日而已，但不忍坐视，更祈一诊。余诊得脉尚有神，下证悉具，药浅病深也。先投大黄一两五钱，目有时而小动；再投，舌刺无芒，口渐开能言；三剂舌苔少去，神思稍爽。四日服柴胡清燥汤，五日复生芒刺，烦热又加，再下之。七日又投承气养荣汤，热少退。八日仍用大承气，肢体自能少动。计半月，共服大黄十二两而愈。又数日，始进糜粥，调理两月平复。凡治千人，所遇此等，不过三四人而已，姑存案以备参酌耳。

病愈结存

温疫下后，脉证俱平，腹中有块，按之则疼，自觉有所阻而膨闷，或时有升降之气，往来不利，常作蛙声，此邪气已尽，其宿结尚未除也。此不可攻，攻之徒损元气。气虚益不能传送，终无补于治结。须饮食渐进，胃气稍复，津液流通，自能润下也。尝遇病愈后食粥半月，结块方下，坚黑如石。

下　格

温疫愈后，脉证俱平，大便二三旬不行，时时作呕，饮食不进。虽少与汤水，呕吐愈加，此为下格。然下既不通，必返于上。设误认翻胃，乃与牛黄、狗宝，及误作寒气，而以藿香、丁香、二陈之类，误也。宜调胃承气热服，顿下宿结及溏粪、黏胶恶物，臭不可当者，呕吐立止。所谓欲求南风，须开北牖是也。呕止慎勿骤补，若少与参，则下焦复闭，呕吐仍作也。此与病愈结存仿佛，彼则妙在往来蛙声一证，故不呕而能食。可见毫厘之差，遂有千里之异。按二者大便俱闭，脉静身凉，一安一危者，在乎气通气塞之间而已矣。

注意逐邪勿拘结粪

温疫可下者，约三十余证，不必悉具，但见舌黄、心腹痞满，便于达原饮加大黄下之。设邪在膜原者，已有行动之机，欲离未离之际，得大黄促之而下，实为开门驱贼之法，即使未愈，邪亦不能久羁。二三日后，余邪入胃，仍用小承气彻其余毒。大凡客邪贵乎早治，乘人气血未乱，肌肉未消，津液未耗，病患不至危殆，投剂不至掣肘，愈后亦易平复。欲为万全之策者，不过知邪之所在，早拔去病根为要耳。但要谅人之虚实，度邪之轻重，察病之缓急，揣邪气离膜原之多寡，然后药不空投，投药无太过不及之弊。是以仲景自大柴胡以下，立三承气，多与少与，自有轻重之殊，勿拘于下不厌迟之说。应下之证，见下无结粪，以为下之早，或以为不应下之证，误投下药，殊不知承气本为逐邪而设，非专为结粪而设也。必俟其粪结，血液为热所搏，变证迭起，是犹养虎遗患，医之咎也。况多有溏粪失下，但蒸作极臭如败酱，或如藕泥，临死不结者，但得秽恶一去，邪毒从此而消，脉证从此而退，岂徒孜孜粪结而后行哉！假如经枯血燥之人，或老人血液衰少，多生燥结；或病后血气未复，亦多燥结。在经所谓不更衣十日无所苦，有何妨害？是知燥结不致损人，邪毒之为殒命也。要知因邪热致燥结，非燥结而致邪热也。但有病久失下，燥结为之壅闭，瘀邪郁热，益难得泄，结粪一行，气通而邪热乃泄，此又前后之不同。总之，邪为本，热为标，结粪又其标也。能早去其邪，安患燥结耶！

假令滞下，本无结粪，初起质实，频数窘急者，宜芍药汤加大黄下之。此岂亦因结粪而然耶？乃为逐邪而设也。或曰：得毋为积滞而设欤？余曰：非也，邪气客于下焦，气血壅滞，泣而为积。若去积以为治，已成之积方去，未成之积复生，须用大黄逐去其邪，是乃断其生积之源，营卫流通，其积不治而自愈矣。更有虚痢，又非此论。

　　或问：脉证相同，其粪有结有不结者何也？曰：原其人病至大便当即不行，续得蕴热，益难得出，蒸而为结也。一者其人平素大便不实，虽胃家热甚，但蒸作极臭，状如黏胶，至死不结。应下之证，设引经论初硬后必溏不可攻之句，诚为千古之弊。

大承气汤

大黄五钱　厚朴一钱　枳实一钱　芒硝三钱
水姜煎服。弱人减半，邪微者各复减半。

小承气汤

大黄五钱　厚朴一钱　枳实一钱
水姜煎服。

调胃承气汤

大黄五钱　芒硝二钱五分　甘草一钱
水姜煎服。

　　按：三承气汤，功用仿佛。热邪传里，但上焦痞满者，宜小承气汤；中有坚结者，加芒硝软坚，惟存宿结而有瘀热者，调胃承气宜之。三承气功效俱在大黄，余皆治标之品也。不奈汤药者，或呕或畏，当为细末，蜜丸汤下。

蓄 血

大小便蓄血、便血，不论伤寒时疫，盖因失下，邪热久羁，无由以泄，血为热搏，留于经络，败为紫血，溢于肠胃，腐为黑血，便色如漆。大便反易者，虽结粪得瘀而润下，结粪虽行，真元已败，多至危殆。其有喜忘如狂者，此胃热波及于血分，血乃心之属，血中留火延蔓心家，宜其有是证矣。仍从胃治。

发黄一证，胃实失下，表里壅闭，郁而为黄，热更不泄，搏血为瘀。凡热，经气不郁，不致发黄，热不干血分，不致蓄血，同受其邪，故发黄而兼蓄血，非蓄血而致发黄也。但蓄血一行，热随血泄，黄因随减。尝见发黄者，原无瘀血，有瘀血者，原不发黄。所以发黄，当咎在经瘀热，若专治瘀血误也。

胃移热于下焦气分，小便不利，热结膀胱也；移热于下焦血分，膀胱蓄血也。小腹硬满，疑其小便不利，今小便自利者，责之蓄血也。小便不利亦有蓄血者，非小便自利便为蓄血也。胃实失下，至夜发热者，热留血分，更加失下，必致瘀血。初则昼夜发热，日晡益甚，既投承气，昼日热减，至夜独热者，瘀血未行也，宜桃仁承气汤。服汤后热除为愈。或热时前后缩短，再服再短，蓄血尽而热亦尽。大势已去，亡血过多，余焰尚存者，宜犀角地黄汤调之。至夜发热，亦有痒疟，有热入血室，皆非蓄血，并未可下，宜审。

桃仁承气汤

大黄　芒硝　桃仁　当归　芍药　丹皮
照常煎服。

犀角地黄汤

地黄一两　白芍三钱　丹皮二钱　犀角二钱，研碎

上先将地黄温水润透，铜刀切作片，石臼内捣烂，再加水如糊，绞汁听用，其滓入药同煎，药成去滓，入前汁合服。

按：伤寒太阳病不解，从经传腑，热结膀胱，其人如狂，血自下者愈。血结不行者，宜抵当汤。今温疫起无表证，而惟胃实，故肠胃蓄血多，膀胱蓄血少。然抵当汤行瘀逐蓄之最者，无分前后二便，并可取用。然蓄血结甚者，在桃仁力所不及，宜抵当汤。盖非大毒猛厉之剂，不足以抵当，故名之。然抵当证，所遇亦少，此以备万一之用。

抵当汤

大黄五钱　䗪虫二十枚，炙干，研末　桃仁五钱，研加酒　水蛭炙干为末，五分

照常煎服。

发　黄

发黄疸是腑病，非经病也。疫邪传里，遗热下焦，小便不利，邪无输泄，经气郁滞，其传为疸，身目如金者，宜茵陈汤。

茵陈汤

茵陈一钱　山栀二钱　大黄五钱
水姜煎服。

按：茵陈为治疸退黄之专药。今以病证较之，黄因小便不利，故用山栀除小肠屈曲之火，瘀热既除，小便自利。当以发

黄为标，小便不利为本。及论小便不利，病原不在膀胱，乃系胃家移热，又当以小便不利为标，胃实为本。是以大黄为专功，山栀次之，茵陈又其次也。设去大黄而服山栀、茵陈，是忘本治标，鲜有效矣。或用茵陈五苓，不惟不能退黄，小便间亦难利。

邪在胸膈

温疫胸膈满闷，心烦喜呕，欲吐不吐，虽吐而不得大吐，腹不满，欲饮不能饮，欲食不能食，此疫邪留于胸膈。宜瓜蒂散吐之。

瓜蒂散

甜瓜蒂一钱　赤小豆二钱，研碎　生山栀仁二钱

上用水二盅，煎一盅，后入赤豆，煎至八分。先服四分，一时后不吐，再服尽。吐之未尽，烦满尚存者，再煎服。如无瓜蒂，以淡豆豉二钱代之。

辨明伤寒时疫

或曰：子言伤寒与时疫有霄壤之隔，今用三承气及桃仁承气、抵当、茵陈诸汤，皆伤寒方也。既用其方，必同其证，子何言之异也？

曰：夫伤寒必有感冒之因，或单衣风露，或强力入水，或临风脱衣，或当檐出浴，当觉肌肉粟起，既而四肢拘急，恶风恶寒，然后头疼身痛，发热恶寒，脉浮而数。脉紧无汗为伤寒，

脉缓有汗为伤风。时疫初起，原无感冒之因，忽觉凛凛，以后但热而不恶寒。然亦有所触因而发者，或饥饱劳碌，或焦思气郁，皆能触动其邪，是促其发也。不因所触无故自发者居多，促而发者，十中之一二耳。且伤寒投剂，一汗而解；时疫发散，虽汗不解。伤寒不传染于人，时疫能传染于人。伤寒之邪，自毫窍而入；时疫之邪，自口鼻入。伤寒感而即发，时疫感久而后发。伤寒汗解在前，时疫汗解在后。伤寒投剂可使立汗；时疫汗解，俟其内溃，汗出自然，不可以期。伤寒解以发汗，时疫解以战汗。伤寒发斑则病笃，时疫发斑则病衰。伤寒感邪在经，以经传经；时疫感邪在内，内溢于经，经不自传。伤寒感发甚暴；时疫多有淹缠二三日，或渐加重，或淹缠五六日，忽然加重。伤寒初起，以发表为先；时疫初起，以疏利为主。种种不同。其所同者，伤寒时疫皆能传胃，至是同归于一，故用承气汤辈，导邪而出。要之，伤寒时疫，始异而终同也。

夫伤寒之邪，自肌表一径传里，如浮云之过太虚，原无根蒂。惟其传法，始终有进而无退，故下后皆能脱然而愈。时疫之邪，始则匿于膜原，根深蒂固。发时与营卫交并，客邪经由之处，营卫未有不被其所伤者。因其伤，故名曰溃。然不溃则不能传，不传邪不能出，邪不出而疾不瘳。时疫下后，多有未能顿解者，何耶？盖疫邪每有表里分传者，因有一半向外传，则邪留于肌肉，一半向内传，则邪留于胃家。邪留于胃，故里气结滞，里气结，表气因而不通，于是肌肉之邪，不能即达于肌表。下后里气一通，表气亦顺，向者郁于肌肉之邪，方能尽发于肌表，或斑或汗，然后脱然而愈，伤寒下后无有此法。虽曰终同，及细较之，而终又有不同者矣。

或曰：伤寒感天地之正气，时疫感天地之戾气，气既不同，俱用承气，又何药之相同也？

曰：风寒疫邪，与吾身之真气，势不两立。一有所着，气壅火积，气也、火也、邪也，三者混一，与之俱化，失其本然之面目，至是均为之邪矣。但以驱逐为功，何论邪之同异也！假如初得伤寒为阴邪，主闭藏而无汗；伤风为阳邪，主开发而多汗，始有桂枝、麻黄之分，原其感而未化也。传至少阳，并用柴胡；传至胃家，并用承气，至是亦无复有风寒之分矣。推而广之，是知疫邪传胃，治法无异也。

发斑战汗合论

凡疫邪留于气分，解以战汗；留于血分，解以发斑。气属阳而轻清，血属阴而重浊。是以邪在气分则易疏透，邪在血分恒多胶滞，故阳主速而阴主迟。所以从战汗者，可使顿解；从发斑者，当图渐愈。

战　汗

疫邪先传表后传里，忽得战汗，经气输泄，当即脉静身凉，烦渴顿除。三五日后，阳气渐积，不待饮食劳碌，或有反复者，盖表邪已解，里邪未去，才觉发热，下之即解。疫邪表里分传，里气壅闭，非汗下不可。汗下之未尽，日后复热，当复下复汗。温疫下后，烦渴减，腹满去，或思食而知味，里气和也。身热未除，脉近浮，此邪气拂郁于经，表未解也，当得汗解。如未得汗，以柴胡清燥汤和之，复不得汗者，从渐解也，不可苟求其汗。

应下失下，气消血耗，既下欲作战汗，但战而不汗者危。以中气亏微，但能降陷，不能升发也。次日当期复战，厥回汗出者生，厥不回，汗不出者死。以正气脱，不胜其邪也。战而厥回无汗者，真阳尚在，表气枯涸也，可使渐愈。凡战而不复，忽痉者必死。痉者身如尸，牙关紧，目上视。

凡战不可扰动，但可温覆，扰动则战而中止，次日当期复战。战汗后复下，后越二三日反腹痛不止者，欲作滞下也，无论已见积①未见积，宜芍药汤。

芍药汤

白芍一钱　当归一钱　槟榔二钱　厚朴一钱　甘草七分

水姜煎服。里急后重，加大黄三钱；红积，倍芍药；白积，倍槟榔。

自　汗

自汗者，不因发散，自然汗出也。伏邪中溃，气通得汗，邪欲去也。若脉长洪而数，身热大渴，宜白虎汤，得战汗方解。里证下后，续得自汗，虽二三日不止，甚则四五日不止，身微热，热甚则汗甚，热微汗亦微，此属实，乃表有留邪也，邪尽汗止。汗不止者，宜柴胡以佐之，表解则汗止。设有三阳经证，当用三阳随经加减法，与协热下利投承气同义。表里虽殊，其理则一。若误认为表虚自汗，辄用黄芪实表及止汗之剂则误矣。

---

① 积：湿热积滞。按芍药汤主治赤白痢，后又有"里急后重"之症，故此处之积实指痢疾而言。后文"红积""白积"指赤痢、白痢而言。

有里证，时当盛暑，多作自汗，宜下之。白虎证自汗详见前。若面无神色，唇口刮白，表里无阳证，喜热饮，稍冷则畏，脉微欲绝，忽得自汗，淡而无味者为虚脱。夜发则昼死，昼发则夜亡。急当峻补，补不及者死。大病愈后数日，每饮食及惊动即汗，此表里虚怯，宜人参养荣汤倍黄芪。

盗　汗

里证下后，续得盗汗者，表有微邪也；若邪甚竟作自汗；伏邪中溃则作战汗矣。凡人目张，则卫气行于阳；目瞑，则卫气行于阴。行阳谓升发于表，行阴谓敛降于内。今内有伏热，而又遇卫气，两阳相搏，热蒸于外则腠理开而盗汗出矣。若内伏之邪一尽，则盗汗自止。设不止者，宜柴胡汤以佐之。

时疫愈后，脉静身凉，数日后反得盗汗及自汗者，此属表虚，宜黄芪汤。

柴胡汤

柴胡三钱　黄芩一钱　陈皮一钱　甘草一钱　生姜一钱　大枣二枚

古方用人参、半夏。今表里实，故不用人参；无呕吐，不加半夏。

黄芪汤

黄芪三钱　五味子三钱　当归一钱　白术一钱　甘草五分

照常煎服。如汗未止，加麻黄净根一钱五分，无有不止者。然属实常多，属虚常少，邪气盛为实，正气夺为虚。虚实之分，在乎有热无热，有热为实，无热为虚。若颠倒误用，未免实实虚虚之误，临证当慎。

狂　汗

狂汗者，伏邪中溃，欲作汗解，因其人禀赋充盛，阳气冲击，不能顿开。故忽然坐卧不安，且狂且躁，少顷大汗淋漓，狂躁顿止，脉静身凉，霍然而愈。

发　斑

邪留血分，里气壅闭，则伏邪不得外透而为斑。若下之，内壅一通，则卫气亦从而疏畅，或出表为斑，则毒邪亦从而外解矣。若下后斑渐出，不可更大下。设有下证，少与承气缓缓下之。若复大下，中气不振，斑毒内陷则危，宜托里举斑汤。

托里举斑汤

白芍　当归各一钱　升麻五分　白芷　柴胡各七分　穿山甲二钱，炙黄

水姜煎服。下后斑渐出，复大下，斑毒复隐，反加循衣摸床，撮空理线，脉渐微者危，本方加人参一钱，补不及者死。若未下而先发斑者，设有下证，少与承气，须从缓下。

数下亡阴

下证以邪未尽，不得已而数下之，间有两目加涩、舌反枯干、津不到咽、唇口燥裂，缘其人所禀阳脏，素多火而阴亏。

今重亡津液，宜清燥养荣汤。设热渴未除，里证仍在，宜承气养荣汤。

解后宜养阴忌投参术

夫疫乃热病也，邪气内郁，阳气不得宣布，积阳为火，阴血每为热搏，暴解之后，余焰尚在，阴血未复，大忌参、芪、白术，得之反助其壅郁，余邪留伏，不惟目下淹缠，日后必变生异证。或周身痛痹，或四肢挛急，或流火结痰，或遍身疮疡，或两腿攒痛，或劳嗽涌痰，或气毒流注，或痰核穿漏，皆骤补之为害也。凡有阴枯血燥者，宜清燥养荣汤。若素多痰，及少年平时肥盛者，投之恐有腻膈之弊，亦宜斟酌。大抵时疫愈后，调理之剂，投之不当，莫如静养节饮食为第一。

清燥养荣汤

知母　天花粉　当归身　白芍　地黄汁　陈皮　甘草
加灯心煎服。表有余热，宜柴胡养荣汤。

柴胡养荣汤

柴胡　黄芩　陈皮　甘草　当归　白芍　生地　知母　天花粉
姜枣煎服。里证未尽，宜承气养荣汤。

承气养荣汤

知母　当归　芍药　生地　大黄　枳实　厚朴
水姜煎服。痰涎涌甚，胸膈不清者，宜蒌贝养荣汤[①]。

---

① 蒌贝养荣汤：《四库》本原作"瓜贝养荣汤"，据日本本、人卫本改。

蒌贝养荣汤

知母　花粉　贝母　栝楼实　橘红　白芍　当归　紫苏子

水姜煎服。

用参宜忌有前利后害之不同

凡人参所忌者里证耳。邪在表及半表半里者，投之不妨。表有客邪者，古方如参苏饮、小柴胡汤、败毒散是也。半表半里者，如久疟挟虚，用补中益气，不但无碍，而且得效。即使暴疟，邪气正盛，投之不当，亦不至胀，为无里证也。夫里证者，不特伤寒温疫传胃，至如杂证，气郁、血郁、火郁、湿郁、痰郁、食郁之类，皆为里证，投之即胀者，盖以实填实也。今温疫下后，适有临时之通，即投人参，因而不胀，医者、病者以为用参之后虽不见佳处，然不为祸，便为是福，乃恣意投之。不知参乃行血里之补药，下后虽通，余邪尚在，再四服之，则助邪填实，前证复起，祸害随至矣。间有失下以致气血虚耗者，有因邪盛数下，及大下而挟虚者，遂投人参，当觉精神爽慧。医者、病者皆以为得意，明后日再三投之，即加变证。盖下后始则胃家乍虚，沾其补益而快，殊弗思余邪未尽，恣意投之，则渐加壅闭，邪火复炽，愈投而变证愈增矣。所以下后邪缓虚急，是以补性之效速而助邪之害缓，故前后利害之不同者有如此。

下后间服缓剂

下后或数下，膜原尚有余邪未尽传胃，邪热与卫气相并，故热不能顿除，当宽缓两日，俟余邪聚胃，再下之，宜柴胡清燥汤缓剂调理。

柴胡清燥汤

柴胡　黄芩　陈皮　甘草　花粉　知母
姜枣煎服。

下后反痞

疫邪留于心胸，令人痞满。下之痞应去，今反痞者，虚也。以其人或因他病先亏，或因新产后气血两虚，或禀赋娇怯，因下益虚，失其健运，邪气留止，故令痞满。今愈下而痞愈甚，若更用行气破气之剂，转成坏证，宜参附养营汤。

参附养营汤

当归一钱　白芍一钱　生地三钱　人参一钱　附子炮，七分　干姜炒，一钱

照常煎服。果如前证，一服痞如失。倘有下证，下后脉实，痞未除者，再下之。此有虚实之分，一者有下证，下后痞即减者为实；一者表虽微热，脉不甚数，口不渴，下后痞反甚者为虚。若潮热口渴，脉数而痞者，投之祸不旋踵。

下后反呕

疫邪留于心胸，胃口热甚，皆令呕不止。下之呕当去，今反呕者，此属胃气虚寒，少进粥饮，便欲吞酸者，宜半夏藿香汤，一服呕立止，谷食渐加。

半夏藿香汤

半夏—钱五分　真藿香—钱　干姜炒，—钱　白茯苓—钱　广陈皮—钱　白术炒，—钱　甘草五分

水姜煎服。有前后一证首尾两变者，有患时疫，心下胀满，口渴发热而呕，此应下之证也。下之诸证减去六七，呕亦减半。再下之胀除热退渴止，向则数日不眠，今则少寐，呕独转甚，此疫毒去而诸证除，胃续寒而呕甚，与半夏藿香汤一剂，而呕即止。

夺液无汗

温疫下后，脉沉，下证未除，再下之。下后脉浮者，法当汗解，三五日不得汗者，其人预亡津液也。时疫得下证，日久失下，日逐下利纯臭水，昼夜十数行，乃致口燥唇干，舌裂如断。医者误按仲景协热下利法，因与葛根黄连黄芩汤，服之转剧。邀予诊视，乃热结旁流，急与大承气一服，去宿粪甚多，色如败酱，状如黏胶，臭恶异常，是晚利顿止。次日服清燥汤一剂，脉尚沉，再下之，脉始浮，下证减去，肌表仅存微热，此应汗解，虽不得汗，然里邪先尽，中气和平，所以饮食渐进。半月后忽作战汗，表邪方解。盖缘下利日久，表里枯燥之极，饮食半月，津液渐回，方可得汗，所谓积流而渠自通也。可见脉浮身热，非汗不解，血燥津枯，非液不汗。昔人以夺血无汗，今以夺液无汗，血液虽殊，枯燥则一也。

补泻兼施

证本应下，耽搁失治，或为缓药羁迟，火邪壅闭，耗气搏血，精神殆尽，邪火独存，以致循衣摸床，撮空理线，筋惕肉瞤，肢体振战，目中不了了，皆缘应下失下之咎。邪热一毫未除，元神将脱，补之则邪毒愈甚，攻之则几微之气不胜其攻。攻不可，补不可，补泻不及，两无生理。不得已勉用陶氏黄龙汤。此证下亦死，不下亦死，与其坐以待毙，莫如含药而亡，或有回生于万一。

黄龙汤

大黄　厚朴　枳实　芒硝　人参　地黄　当归
照常煎服。

按：前证实为庸医耽搁，及今投剂，补泻不及。然大虚不补，虚何由以回；大实不泻，邪何由以去？勉用参、地以回虚，承气以逐实，此补泻兼施之法也。或遇此证，纯用承气，下证稍减，神思稍苏，续得肢体振战，怔忡惊悸，心内如人将捕之状，四肢反厥，眩晕郁冒，项背强直，并前循衣摸床撮空等症，此皆大虚之候，将危之证也，急用人参养营汤。虚候少退，速可撤去。盖伤寒温疫俱系客邪，为火热燥证，人参固为益元气之神品，偏于益阳，有助火固邪之弊，当此又非良品也，不得已而用之。

人参养营汤

人参八分　麦冬七分　辽五味一钱　地黄五分　归身八分　白芍药一钱五分　知母七分　陈皮六分　甘草五分
照常煎服。

如人方肉食而病适来，以致停积在胃，用大小承气连下，惟是臭水稀粪而已。于承气汤中但加人参一味服之，虽三四十日所停之完谷及完肉于是方下。盖承气藉人参之力鼓舞胃气，宿物始动也。

药　烦

应下失下，真气亏微。及投承气，下咽少顷，额上汗出，发根燥痒，邪火上炎，手足厥冷，甚则振战心烦，坐卧不安，如狂之状。此中气素亏，不能胜药，名为药烦。凡遇此证，急投姜汤即已，药中多加生姜煎服，则无此状矣。更宜均两三次服，以防呕吐不纳。

停　药

服承气腹中不行，或次日方行，或半日仍吐原药。此因病久失下，中气大亏，不能运药，名为停药，乃天元几绝，大凶之兆也。宜生姜以和药性，或加人参以助胃气，更有邪实病重剂轻，亦令不行。

虚烦似狂

时疫坐卧不安，手足不定，卧未稳则起坐，才着坐即乱走，才抽身又欲卧，无有宁刻。或循衣摸床，撮空捻指。师至才诊脉，将手缩去。六脉不甚显，尺脉不至。此平时斫[1]丧，根源亏损，

---

[1]　斫（zhuó，啄）丧：摧残、伤害，特指因沉溺酒色而伤害身体。

因不胜其邪，元气不能主持，故烦躁不宁，固非狂证，其危有甚于狂也，法当大补。然有急下者，或下后厥回，尺脉至，烦躁少定，此因邪气少退，正气暂复，微阳少伸也。不二时，邪气复聚，前症复起。勿以前下得效，今再下之，下之速死。急宜峻补，补不及者死。此证表里无大热，下证不备者，庶几可生。譬如城郭空虚，虽残寇而能直入，战不可，守不可，其危可知。

神虚谵语

应下稽迟，血竭气耗，内热烦渴谵语，诸下证具，而数下之，渴热并减，下证悉去，五六日后，谵语不止者，不可以为实，此邪气去，元神未复，宜清燥养荣汤，加辰砂一钱。郑声谵语，态度无二，但有虚实之分，不应两立名色。

夺气不语

时疫下后，气血俱虚，神思不清，惟向里床睡，似寐非寐，似寤非寤，呼之不应。此正气夺，与其服药不当，莫如静守虚回，而神思自清，语言渐朗。若攻之，脉必反数，四肢渐厥，此虚虚之祸，危在旦夕。凡见此症，表里无大热者，宜人参养荣汤补之。能食者，自然虚回，而前症自除；设不食者，正气愈夺，虚证转加，法当峻补。

老少异治

三春旱草，得雨滋荣；残腊枯枝，虽灌弗泽。凡年高之人，最忌剥削，设投承气，以一当十；设用参术，十不抵一。盖老年荣卫枯涩，几微之元气易耗而难复也。不比少年气血生机甚捷，其势浡[1]然，但得邪气一除，正气随复。所以老年慎泻，少年慎补，何况误用耶！万[2]有年高禀厚，年少赋薄者，又当从权，勿以常论。

妄投破气药论

温疫心下胀满，邪在里也。若纯用青皮、枳实、槟榔诸香燥破气之品，冀其宽胀，此大谬也。不知内壅气闭，原有主客之分。假令根于七情郁怒，肝气上升，饮食过度，胃气填实，本无外来邪毒、客气相干，止不过自身之气壅滞，投木香、砂仁、豆蔻、枳壳之类，上升者即降，气闭者即通，无不见效。今疫毒之气，传于胸胃，以致升降之气不利，因而胀满，实为客邪累及本气。但得客气一除，本气自然升降，胀满立消。若专用破气之剂，但能破正气，毒邪何自而泄？胀满何由而消？治法非用小承气弗愈。既而肠胃燥结，下既不通，中气郁滞，上焦之气不能下降，因而充积，即膜原或有未尽之邪，亦无前进之路，于是表里上中下三焦皆阻，故为痞满燥实之证。得大承气一行，所谓一窍通，诸窍皆通，大关通而百关尽通也。向所郁于肠胃之邪，由此而下。肠胃既舒，在膜原设有所传不尽之余邪，方能到胃，乘势而下也。譬若河道阻塞，前舟既行，余舟连尾而下矣。至是邪结并去，胀满顿除，皆藉大黄之力。大黄本非破气药，以其润而最降，故能逐邪拔毒，破结导滞，

---

① 浡（bó，勃）然：兴盛的样子。

② 万：诸本同。据人卫本注文称有改作"亦"者，当是，形近致误。

加以枳、朴者，不无佐使云尔。若纯用破气之品，津液愈耗，热结愈固，滞气无门而出，疫毒无路而泄，乃望其宽胸利膈，惑之甚矣。

妄投补剂论

有邪不除，淹缠日久，必至尪羸[1]。庸医望之，辄用补剂，殊不知无邪不病，邪去，而正气得通，何患乎虚之不复也？今投补剂，邪气益固，正气日郁，转郁转热，转热转瘦，转瘦转补，转补转郁，循环不已，乃至骨立[2]而毙，犹言服参几许，补之不及，天数也。病家止误一人，医者终身不悟，不知杀人无算。

妄投寒凉药论

疫邪结于膜原，与卫气并固，而昼夜发热，五更稍减，日晡益甚，此与瘅疟相类。瘅疟热短，过时如失，明日至期复热。今温疫热长，十二时中首尾相接，寅卯之间，乃其热之首尾也。即二时余焰不清，似乎日夜发热。且其始也，邪结膜原，气并为热，胃本无病，误用寒凉，妄伐生气，此其误者一；及邪传胃，烦渴口燥，舌干苔刺，气喷如火，心腹痞满，午后潮热，此应下之证。若用大剂芩连栀柏，专务清热，竟不知热不能自成其热，皆由邪在胃家，阻碍正气，郁而不通，火亦留止，积

① 尪羸（wāng léi，汪雷）：原作尩，通假字，下同。尪，骨骼脊背弯曲；羸，瘦。尪羸，指形体瘦弱。
② 骨立：形容人消瘦到极点。

火成热。但知火与热，不知因邪而为火热。智者必投承气，逐去其邪，气行火泄，而热自已。若概用寒凉，何异扬汤止沸。每见今医好用黄连解毒汤、黄连泻心汤，盖本《素问》热淫所胜，治以寒凉。以为圣人之言必不我欺，况热病用寒药，最是捷径，又何疑乎？每遇热甚，反指大黄能泻，而损元气；黄连清热，且不伤元气，更无下泄之患。且得病家无有疑虑，守此以为良法。由是凡遇热证，大剂与之，二三钱不已，增至四五钱，热又不已，昼夜连进，其病转剧。至此技穷力竭，反谓事理当然。又见有等日久，腹皮贴背，乃调胃承气证也，况无痞满，益不敢议承气，惟类聚寒凉，专务清热。又思寒凉之最者莫如黄连，因而再倍之，日近危笃，有邪不除，耽误至死，犹言服黄连至几两，热不能清，非药之不到，或言不治之证，或言病者之数也。他日凡遇此证，每每如是，虽父母妻子，不过以此法毒之。盖不知黄连苦而性滞，寒而气燥，与大黄均为寒药，大黄走而不守，黄连守而不走，一燥一润，一通一塞，相去甚远。且疫邪首尾以通行为治，若用黄连，反招闭塞之害，邪毒何由以泻？病根何由以拔？既不知病原，焉能以愈疾耶？

问曰：间有进黄连而得效者，何也？

曰：其人正气素胜，又因所受之邪本微，此不药自愈之证。医者误投温补，转补转郁，转郁转热，此以三分客热，转加七分本热也。客热者，因客邪所郁，正分之热也，此非黄连可愈；本热者，因误投温补，正气转郁，反致热极，故续加烦渴、不眠、谵语等症，此非正分之热，乃庸医添造分外之热也。因投黄连，于是烦渴、不眠、谵语等症顿去。要之黄连，但可清去七分无邪本热，又因热减而正气即回，所存三分有邪客热，气行即已也。医者不解，遂以为黄连得效，他日藉此，概治客热，则无效矣。必以昔效而今不效，疑其病原本重，非药之不到也，执迷不悟，所害更不可胜计矣。

问曰：间有未经温补之误，进黄连而疾愈者何也?

曰：凡元气胜病为易治，病胜元气为难治。元气胜病者，虽误治，未必皆死；病胜元气者，稍误未有不死者。此因其人元气素胜，所感之邪本微。是正气有余，足以胜病也，虽少与黄连，不能抑郁正气，此为小逆，以正气犹胜而疾幸愈也。医者不解，窃自邀功，他日设遇邪气胜者，非导邪不能瘳其疾，误投黄连，反招闭塞之害，未有不危者。

大　便

热结旁流，协热下利，大便闭结，大肠胶闭，总之邪在里，其证不同者，在乎通塞之间耳。

协热下利者，其人大便素不调，邪气忽乘于胃，便作烦渴，一如平时泄泻稀粪而色不败，其色但焦黄而已。此伏邪传里，不能稽留于胃，至午后潮热，便作泄泻，子后热退，泄泻亦减，次日不作潮热，利亦止，为病愈。潮热未除，利不止者，宜小承气汤，以彻其余邪，而利自止。

利止二三日后，午后忽加烦渴，潮热下泄，仍如前证，此伏邪未尽，复传到胃也，治法同前。

大便闭结者，疫邪传里，内热壅郁，宿粪不行，蒸而为结，渐至更硬。下之，结粪一行，瘀热自除，诸症悉去。

热结旁流者，以胃家实，内热壅闭，先大便闭结，续得下利纯臭水，全然无粪，日三四度，或十数度，宜大承气汤。

得结粪而利立止。服汤不得结粪，仍下利并臭水及所进汤药，因大肠邪胜，失其传送之职，知邪犹在也，病必不减，宜更下之。

大肠胶闭者，其人平素大便不实，设遇疫邪传里，但蒸作极臭，然如黏胶，至死不结。但愈蒸愈闭，以致胃气不能下行，疫毒无路而出。不下即死，但得黏胶一去，下证自除，霍然而愈。

温疫愈后三五日，或数日，反腹痛里急者，非前病原也，此下焦别有伏邪所发，欲作滞下也。发于气分则为白积；发于血分则为红积；气血俱病，红白相兼。邪尽利止，未止者，宜芍药汤。方见前战汗条。

愈后大便数日不行，别无他症，此足三阴不足，以致大肠虚燥，此不可攻，饮食渐加，津液流通，自能润下也。觉谷道夯闷，宜作蜜煎导，甚则宜六成汤。

病愈后，脉迟细而弱，每至黎明，或夜半后，便作泄泻。此命门真阳不足，宜七成汤。或亦有杂证属实者，宜大黄丸，下之立愈。

六成汤

当归一钱五分　白芍药一钱　地黄五钱　天门冬一钱　肉苁蓉三钱　麦门冬一钱

照常煎服。日后更燥者，宜六味丸，少减泽泻。

七成汤

破故纸炒，锤碎，三钱　熟附子一钱　辽五味八分　白茯苓一钱　人参一钱　甘草炙，五分

照常煎服。愈后更发者，宜八味丸，倍加附子。

小 便

热到膀胱，小便赤色；邪到膀胱，干于气分，小便胶浊；干于血分，溺血蓄血；留邪欲出，小便数急；膀胱不约，小便自遗；膀胱热结，小便闭塞。

热到膀胱者，其邪在胃，胃热灼于下焦，在膀胱但有热而无邪，惟令小便赤色而已，其治在胃。

邪到膀胱者，乃疫邪分布下焦，膀胱实有之邪，不一于热也。从胃家来，治在胃，兼治膀胱。若纯治膀胱，胃气乘势拥入膀胱，非其治也。若肠胃无邪，独小便急数，或白膏如马遗，其治在膀胱，宜猪苓汤。

猪苓汤 邪干气分者宜之。

猪苓二钱　泽泻一钱　滑石五分　甘草八分　木通一钱　车前二钱

灯心煎服。

桃仁汤 邪干血分者宜之。

桃仁三钱，研如泥　丹皮一钱　当归一钱　赤芍一钱　阿胶二钱　滑石二钱

照常煎服。小腹痛，按之硬痛，小便自调，有蓄血也，加大黄三钱，甚则抵当汤。药分三等，随其病之轻重而施治。

前后虚实

病有先虚后实者，宜先补而后泻；先实而后虚者，宜先泻

而后补。假令先虚后实者，或因他病先亏，或因年高血弱，或因先有劳倦之极，或因新产下血过多，或旧有吐血及崩漏之证。时疫将发，即触动旧疫，或吐血，或崩漏，以致亡血过多，然后疫气渐渐加重，以上并宜先补而后泻。泻者谓疏导之剂，并承气下药，概而言之也。凡遇先虚后实者，此万不得已而投补剂一二帖后，虚证少退，便宜治疫。若补剂连进，必助疫邪，祸害随至。

假令先实而后虚者，疫邪应下失下，血液为热搏尽，原邪尚在，宜急下之。邪退六七，急宜补之，虚回五六，慎勿再补。多服则前邪复起。下后必竟加添虚证者方补，若以意揣度其虚，不加虚证，误用补剂，贻害不浅。

脉　厥

温疫得里证，神色不败，言动自如，别无怪症。忽然六脉如丝，沉细而软，甚至于无，或两手俱无，或一手先伏，察其人不应有此脉，今有此脉者，皆缘应下失下，内结壅闭，营气逆于内，不能达于四末，此脉厥也。亦多有过用黄连石膏诸寒之剂，强遏其热，致邪愈结，脉愈不行。医见脉微欲绝，以为阳证得阴脉为不治，委而弃之，以此误人甚众。若更用人参、生脉散辈，祸不旋踵，宜承气缓缓下之，六脉自复。

脉证不应

表证脉不浮者，可汗而解，以邪气微，不能牵引正气，故脉不应。里证脉不沉者，可下而解，以邪气微，不能抑郁正气，故脉不应。阳证见阴脉,有可生者,神色不败,言动自如,乃禀赋脉也。再问前日无此脉,乃脉厥也。下后脉实,亦有病愈者,但得证减,复有实脉,乃天年脉也。夫脉不可一途而取,须以神气形色病证相参,以决安危为善。

张昆源室,年六旬,得滞下。后重窘急,日三四十度,脉常歇止,诸医以为雀啄脉,必死之候,咸不用药。延予诊视,其脉参伍不调,或二动一止,或三动一止,而复来,此涩脉也。年高血弱,下利脓血,六脉短涩,固非所能任,询其饮食不减,形色不变,声音烈烈,言语如常,非危证也。遂用芍药汤加大黄三钱,大下纯脓成块者两碗许,自觉舒快,脉气渐续,而利亦止。数年后又得伤风,咳嗽,痰涎涌甚,诊之又得前脉,与杏桔汤二剂,嗽止脉调。乃见其妇,凡病善作此脉。大抵治病,务以形色脉证参考,庶不失其大体,方可定其吉凶也。

体 厥

阳证阴脉,身冷如冰,为体厥。

施幼声,卖卜颇行,年四旬,禀赋肥甚。六月患时疫,口燥舌干,苔刺如锋,不时太息,咽喉肿痛,心腹胀满,按之痛甚,渴思冰水,日晡益甚,小便赤涩,得涓滴则痛甚。此下证悉备,但通身肌表如冰,指甲青黑,六脉如丝,寻之则有,稍按则无。医者不究里证热极,但引《陶氏全生集》,以为阴证。但手足厥逆,若冷过乎肘膝,便是阴证,今已通身冰冷,比之冷过肘膝更甚,宜其为阴证一也。且陶氏以脉分阴阳二证,全在有力无力中分,今已脉微欲绝,按之如无,比之无力更甚，宜其为阴证二也。阴证而得阴脉之至，有何说焉？以内诸阳证竟置不问，遂投附子理中汤。未服，延予至，以脉相参，表里正较，此阳证之最者，下证悉具，但嫌下之晚耳。盖因内热之极，气道壅闭，乃至脉微欲绝，此脉厥也。阳郁则四肢厥逆，若素禀肥盛，尤易壅闭，今六阳已极，以至通身冰冷，此体厥也。六脉如无者，群龙无首之象，证亦危矣。急投大承气汤，嘱其缓缓下之，脉至厥回，便得生矣。其妻闻一曰阴证，一曰阳证，天地悬隔，疑而不服。更请一医，指言阴毒，须灸丹田，其兄叠延三医续至，皆言阴证，妻乃惶惑。病者自言：何不卜之神明。遂卜得从阴则吉，从阳则凶，更惑于医之议阴证者居多，乃进附子汤，下之如火，烦躁顿加。乃叹曰：吾已矣，药之所误也。言未已，更加蹰躇，不超时乃卒。嗟乎！向以卜谋生，终以卜致死，欺人还自误，可为医巫之戒。

乘　除

病有纯虚纯实，非补即泻，何有乘除？设遇既虚，且实者，补泻间用，当详孰先孰后，从少从多，可缓可急，随其证而调之。

医案　吴江沈青来室，少寡，素多郁怒，而有吐血证，岁三四发，吐后即已，无有他症，盖不以为事也。三月间，别无他故，忽有小发热，头疼身痛，不恶寒而微渴。恶寒不渴者，感冒风寒。今不恶寒微渴者，疫也。至第二日，旧证大发，吐血胜常，更加眩晕，手振烦躁，种种虚躁，饮食不进，且热渐加重。医者、病者，但见吐血，以为旧证复发，不知其为疫也，故以发热认为阴虚，头疼身痛，认为血虚，不察未吐血前一日，已有前证，非吐血后所加之证也。诸医议补，问予可否？余曰：失血补虚，权宜则可。盖吐血者内有结血，正血不归经，所以吐也。结血牢固，岂能吐乎？能去其结，于中无阻，血自归经，方冀不发。若吐后专补，内则血满，既满不归，血从上溢也。设用寒凉尤误。投补剂者，只顾目前之虚，用参暂效，不能拔去病根，日后又发。况又兼疫，今非昔比，今因疫而发，血脱为虚，邪在为实，是虚中有实。若投补剂，始则以实填虚，沾其补益，既而以实填实，灾害并至。于是暂用人参二钱，以茯苓、归、芍佐之。两剂后，虚证咸退，热减六七。医者病者皆谓用参得效，均欲速进，余禁之不止，乃恣意续进，便觉心胸烦闷，腹中不和，若有积气，求哕不得。此气不时上升，便欲作呕，心下难过，遍体不舒，终夜不寐，喜按摩捶击，此皆外加有余之变证也。所以然者，止有三分之疫，只应三分之热。适有七分之虚，经络枯涩，阳气内陷，故有十分之热。分而言之，其间是三分实热，七分虚热也。向则本气空虚，不与邪搏，故无有余之证。但虚不任邪，惟懊侬、郁冒、眩晕而已。今投补剂，是以虚证减去，热减六七，所余三分之热者，实热也，乃是病邪所致，断非人参可除者。今再服之，反助疫邪，邪正相搏，故加有余之变证，因少与承气微利之而愈。按此病设不用利药，宜静养数日亦愈。以其人大便一二日一解，则知胃气通行，邪气在内，日从胃气下趋，故自愈。间有大便自调而不愈者，内有湾粪[①]，隐曲不得下。下得宿粪极臭者病始愈。设邪未去，恣意投参，病乃益固，日久

---

① 湾粪：湾，停留。指肠中停滞之宿粪。

不除。医见形体渐瘦，便指为怯证，愈补愈危，死者多矣。要之，真怯证世间从来罕有，今患怯证者，皆是人参造成。近代参价若金，服者不便，是以此证不死于贫家，多死于富室也。①

---

① 要之……富室也：据人卫本，此47字不见于石楷本。评注本中亦无。

下　卷

杂气论

日月星辰，天之有象可睹；水火土石，地之有形可求；昆虫草木，动植之物可见；寒热温凉，四时之气往来可觉。至于山岚瘴气，岭南毒雾，咸得地之浊气，犹或可察。而惟天地之杂气，种种不一，亦犹天之有日月星辰，地之有水火土石，气交之中有昆虫、草木之不一也。草木有野葛、巴豆，星辰有罗、计、荧惑，昆虫有毒蛇猛兽，土石有雄、硫、砒、信，万物各有善恶不等，是知杂气之毒有优劣也。

然气无所可求，无象可见，况无声复无臭，何能得睹得闻？人恶得而知气？又恶得而知其气之不一也？是气也，其来无时，其着无方，众人有触之者，各随其气而为诸病焉。其为病也，或时众人发颐；或时众人头面浮肿，俗名为大头瘟是也；或时众人咽痛；或时音哑，俗名为是虾蟆瘟是也；或时众人疟痢，或为痹气，或为痘疮，或为斑疹，或为疮疥疔肿[1]，

---

[1]　肿：原作"瘇"，通假字，下同。

或时众人目赤肿痛；或时众人呕血暴下，俗名为瓜瓤瘟①，探头瘟是也；或时众人瘰疬，俗名为疙瘩瘟②是也。为病种种，难以枚举。大约病偏于一方，延门阖户，众人相同，皆时行之气，即杂气为病也。为病种种，是知气之不一也。盖当时适有某气专入某脏腑、某经络，专发为某病，故众人之病相同，是知气之不一，非关脏腑经络或为之证也。夫病不可以年岁四时为拘，盖非五运六气所即③定者，是知气之所至无时也。或发于城市，或发于村落，他处安然无有，是知气之所着无方也。疫气者亦杂气中之一，但有甚于他气，故为病颇重，因名之疠气。虽有多寡不同，然无岁不有。至于瓜瓤瘟、疙瘩瘟，缓者朝发夕死，急者顷刻而亡，此在诸疫之最重者。幸而几百年来罕有之证，不可以常疫并论也。至于发颐、咽痛、目赤、斑疹之类，其时村落中偶有一二人所患者，虽不与众人等，然考其证，甚合某年某处众人所患之病，纤悉相同，治法无异。此即当年之杂气，但目今所钟不厚，所患者稀少耳。此又不可以众人无有，断为非杂气也。

　　况杂气为病最多，然举世皆误认为六气。假如误认为风者，如大麻风、鹤膝风、痛风、历节风、老人中风、肠风、疠风、痫风之类，概用风药，未尝一效，实非风也，皆杂气为病耳。至又误认为火者，如疔疮发背、痈疽肿毒、气毒流注、流火丹毒，与夫发斑、痘疹之类，以为痛痒疮疡皆属心火，投芩、连、

① 　瓜瓤瘟：据《杂病源流犀烛·瘟疫源流》此为瘟疫症见胸高胁起，呕血如汁似瓜瓤者。即烈性传染病肺鼠疫。
② 　疙瘩瘟：瘟疫而见遍身红肿发块如瘤者。即烈性传染病腺鼠疫。
③ 　即：人卫本作"即"，《四库》本、日本本作"能"，《中国医学大成》本作"印"，诸义皆通。

栀、柏未尝一效，实非火也，亦杂气之所为耳。至于误认为暑者，如霍乱、吐、泻、疟、痢、暴注、腹痛、绞肠痧之类，皆误认为暑，因作暑证治之，未尝一效，与暑何与焉！至于一切杂证，无因而生者，并皆杂气所成。从古未闻者何耶？盖因诸气来而不知，感而不觉，惟向风寒暑湿所见之气求之。是舍无声无臭、不睹不闻之气推察。既错认病原，未免误投他药。《大易》所谓：或系之牛，行人之得，邑人之灾也。刘河间作《原病式》，盖祖五运六气，百病皆原于风、寒、暑、湿、燥、火，是无出此六气为病。实不知杂气为病，更多于六气为病者百倍，不知六气有限，现下可测，杂气无穷，茫然不可测也。专务六气，不言杂气，焉能包括天下之病欤！

论气盛衰

其年疫气盛行，所患皆重，最能传染，即童辈皆知言其为疫。至于微疫，反觉无有，盖毒气所钟有厚薄也。

其年疫气衰少，闾里所患者不过几人，且不能传染，时师皆以伤寒为名，不知者固不言疫，知者亦不便言疫。然则何以知其为疫？盖脉证与盛行之年所患之证纤悉相同，至于用药取效，毫无差别。是以知温疫四时皆有，常年不断，但有多寡轻重耳。

疫气不行之年，微疫转有，众人皆以感冒为名，实不知为疫也。设用发散之剂，虽不合病，然亦无大害。疫自愈，实非药也，即不药亦自愈。至有稍重者，误投发散，其害尚浅，若误用补剂及寒凉，反成痼疾，不可不辨。

论气所伤不同

所谓杂气者，虽曰天地之气，实由方土之气也。盖其气从地而起，有是气则有是病，譬如所言天地生万物，然亦由方土之产也。但植物藉雨露而滋生，动物藉饮食而颐养。盖先有是气，然后有是物。推而广之，有无限之气，因有无限之物也。但二五之精，未免生克制化，是以万物各有宜忌，宜者益而忌者损，损者制也。故万物各有所制，如猫制鼠，如鼠制象之类。既知以物制物，即知以气制物矣。以气制物者，蟹得雾则死，枣得雾则枯之类，此有形之气，动植之物皆为所制也。至于无形之气，偏中于动物者，如牛瘟、羊瘟、鸡瘟、鸭瘟，岂但人疫而已哉？然牛病而羊不病，鸡病而鸭不病，人病而禽兽不病，究其所伤不同，因其气各异也。知其气各异，故谓之杂气。夫物者气之化也，气者物之变也，气即是物，物即是气，知气可以知物，则知物之可以制气矣。夫物之可以制气者药物也，如蜒蚰解蜈蚣之毒，猫肉治鼠瘘之溃，此受物气之为病，是以物之气制物之气，犹或可测。至于受无形杂气为病，莫知何物之能制矣。惟其不知何物之能制，故勉用汗、吐、下三法以决之。嗟乎！即三法且不能尽善，况乃知物乎？能知以物制气，一病只有一药之到病已，不烦君臣佐使品味加减之劳矣。

蛔 厥

疫邪传里，胃热如沸，蛔动不安，下既不通，必反于上，蛔因呕出，此常事也。但治其胃，蛔厥自愈。每见医家，妄引经论，以为脏寒，蛔上入膈，其人当吐蛔，又云：胃中冷必吐蛔之句。便用乌梅丸，或理中安蛔汤，方中乃细辛、附子、干姜、桂枝、川椒皆辛热之品，投之如火上添油，殊不知疫证表里上下皆热，始终从无寒证者。不思现前事理，徒记纸上文辞，以为依经傍注，坦然用之无疑，因此误人甚众。

呃 逆

胃气逆则为呃逆，吴中称为冷呃，以冷为名，遂指为胃寒，不知寒热皆令呃逆，且不以本证相参，专执俗语为寒，遂投丁、茱、姜、桂，误人不少，此与执辞害义者，尤为不典。

治法各从其本证而消息之，如见白虎证则投白虎，见承气证则投承气，膈间痰闭，则宜导痰。如果胃寒，丁香柿蒂散宜之，然不若四逆汤功效殊捷。要之，但治本证，呃自止，其他可以类推矣。

似表非表，似里非里

时疫初起，邪气盘踞于中，表里阻隔，里气滞而为闷，表气滞而为头疼身痛。因见头疼身痛，往往误认为伤寒表证，因用麻黄、桂枝、香苏、葛根、败毒、九味羌活之类，此皆发散之剂，强求其汗，妄耗津液，经气先虚，邪气不损，依然发热。更有邪气传里，表气不能通于内，必壅于外，每至午后潮热，热甚则头胀痛，热退即已，此岂表实者耶？以上似表，误为表证，妄投升散之剂，经气愈实，火气上升，头疼转甚。须下之，里气一通，经气降而头疼立止。若果感冒头疼，无时不痛，为可辨也。且有别证相参，不可一途而取。若汗若下后，脉静身凉，浑身肢节反加痛甚，一如被杖，一如坠伤，少动则痛若号呼，此经气虚营卫行涩也。三四日内，经气渐回，其痛渐止，虽不药必自愈，设妄引经论，以为风湿相搏，一身尽痛，不可转侧，遂投疏风胜湿之剂，身痛反剧，似此误人甚众。

伤寒传胃，即便潮热谵语，下之无辞。今时疫初起，便作潮热，热甚亦能谵语，误认为里证，妄用承气，是为诛伐无辜。不知伏邪附近于胃，邪未入腑，亦能潮热；午后热甚，亦能谵语，不待胃实而后能也。假令常疟，热甚亦作谵语。瘅疟不恶寒，但作潮热，此岂胃实者耶？以上似里，误投承气，里气先虚，及邪陷胃，转见胸腹胀满，烦渴益甚，病家见势危笃，以致更医，医见下药病甚，乃指大黄为砒毒，或投泻心，或投柴胡枳桔，留邪在胃，变证日增，神脱气尽而死。向则不应下而反下之，今则应下而反失下，盖因表里不明，用药前后失序之误。

论 食

时疫有首尾能食者，此邪不传胃。切不可绝其饮食，但不宜过食耳。有愈后数日，微渴、微热不思食者，此微邪在胃，正气衰弱，强与之，即为食复。有下后一日，便思食，食之有味，当与之。先与米饮一小杯，加至茶瓯，渐进稀粥，不可尽意，饥则再与。如忽加吞酸，反觉无味，乃胃气伤也。当停谷一日，胃气复，复思食也，仍如渐进法。有愈后十数日，脉静身凉，表里俱和，但不思食者，此中气不苏。当与粥饮迎之，得谷后即思食觉饥。久而不思食者，一法以人参一钱，煎汤与之，少唤胃气，忽觉思食，余勿服。

论 饮

烦渴思饮，酌量与之。若引饮过多，自觉水停心下，名停饮，宜四苓散最妙。如大渴思饮冰水及冷饮，无论四时皆可量与。盖内热之极，得冷饮相救甚宜。能饮一升，止与半升，宁使少顷再饮。至于梨汁、藕汁、蔗浆、西瓜皆可备不时之需。如不欲饮冷，当易百滚汤与之，乃至不思饮，则知胃和矣。

四苓汤

茯苓二钱　泽泻一钱五分　猪苓一钱五分　陈皮一钱

取长流水煎服。古方有五苓散，用桂枝者，以太阳中风，表证未罢，并入膀胱，用四苓以利小便，加桂枝以解表邪，为双解散。即如少阳并于胃，以大柴胡通表里而治之。今人但见小便不利，便用桂枝，何异聋者之听宫商。胃本无病，故用白术以健中。今不用白术者，疫邪传胃而渴，白术性壅，恐以实填实也。加陈皮者，和中利气也。

损 复

邪之伤人也，始而伤气，继而伤血、继而伤肉、继而伤筋、继而伤骨。邪毒既退，始而复气，继而复血、继而复肉、继而复筋、继而复骨。以柔脆者易损，亦易复也。天倾西北，地陷东南，故男先伤右，女先伤左。及其复也，男先复左，女先复右。以素亏者易损，以素实者易复也。

严正甫，年三十，时疫后，脉证俱平，饮食渐进。忽然肢体浮肿，别无所苦，此即气复也。盖大病后，血未盛，气暴复，血乃气之依归，气无所依，故为浮肿。嗣后饮食渐加，浮肿渐消。若误投行气利水药则谬矣。

张德甫，年二十，患噤口痢，昼夜无度，肢体仅有皮骨，痢虽减，毫不进谷。以人参一钱煎汤，入口不一时，身忽浮肿，如吹气球。自后饮食渐进，浮肿渐消，肿间已有肌肉矣。

若大病后，三焦受伤，不能通调水道，下输膀胱，肢体浮肿。此水气也，与气复悬绝，宜《金匮》肾气丸及肾气煎，若误用行气利水药必剧。凡水气，足冷、肢体常重；气复，足不冷、肢体常轻为异。

俞桂玉室，年四十，时疫后四肢脱力，竟若瘫痪，数日后右手始能动，又三日左手方动。又俞桂岗子室所患皆然。

标 本

诸窍乃人身之户牖也。邪自窍而入，未有不由窍而出。经曰：未入于腑者，可汗而已；已入于腑者，可下而已。麻徵君[1]复增汗、吐、下三法，总是导引其邪打从门户而出，可为治法之大纲，舍此皆治标云尔。今时疫首尾一于为热，独不言清热者，是知因邪而发热，但能治其邪，不治其热，而热自已。夫邪之与热，犹形影相依，形亡而影未有独存者。若以黄连解毒汤、黄连泻心汤，纯乎类聚寒凉，专务清热，既无汗、吐、下之能，焉能使邪从窍而出！是忘其本徒治其标，何异于小儿捕影？

---

[1] 麻徵君：指元代医家麻知几，字九畴，曾习医于张从正。一般认为《儒门事新》的成书与麻氏有密切关系。徵君是指古代受官府征召而不仕者，亦称徵士。

行邪伏邪之别

凡邪所客，有行邪有伏邪，故治法有难有易，取效有迟有速。假令行邪者，如正伤寒始自太阳，或传阳明，或传少阳，或自三阳入胃，如行人经由某地，本无根蒂。因其漂浮之势，病形虽重，若果在经，一汗而解，若果传胃，一下而愈，药到便能获效。先伏而后行者，所谓温疫之邪，伏于膜原，如鸟栖巢，如兽藏穴，营卫所不关，药石所不及。至其发也，邪毒渐张，内侵于腑，外淫于经，营卫受伤，诸症渐显，然后可得而治之。方其浸淫之际，邪毒尚在膜原，此时但可疏利，使伏邪易出。邪毒既离膜原，乃观其变，或出表，或入里，然后可导邪而去，邪尽方愈。初发之时，毒势渐张，莫之能御，其时不惟不能瘳其疾，而病证日惟加重。病家见证反增，即欲更医，医家不解，亦自惊疑。竟不知先时感受邪甚则病甚，邪微则病微。病之轻重非关于医，人之生死全赖药石。故谚有云：伤寒莫治头，劳怯莫治尾。若果止伤寒初受于肌表，不过在经之浮邪，一汗即解，何难治之有？不知盖指温疫而言也。所以疫邪方张之际，势不可遏，但使邪毒速离膜原便是，治法全在后段工夫，识得表里虚实，更详轻重缓急，投剂不致差谬，如是可以万举万全。即使感受之最重者，按法治之，必无殒命之理。若夫久病枯极，酒色耗竭，耆耄[①]风烛，此等已是天真几绝，更加温疫，自是难支，又不可同日而语。

---

① 耆耄（qí mào，奇冒）：泛指高年之人。

应下诸证

舌白苔渐变黄苔

邪在膜原，舌上白苔；邪在胃家，舌上黄苔。苔老变为沉香色也。白苔未可下，黄苔宜下。

舌黑苔

邪毒在胃，熏腾于上，而生黑苔。有黄苔老而变焦色者，有津液润泽作软黑苔者，有舌上干燥作硬黑苔者，下后二三日，黑皮自脱。又有一种舌俱黑而无苔，此经气，非下证也。妊娠多见此，阴证亦有此，并非下证。下后里证去，舌尚黑者，苔皮未脱也，不可再下，务在有下证方可下。舌上无苔，况无下证，误下舌反见离离①黑色者危，急当补之。

舌芒刺

热伤津液，此疫毒之最重者，急当下。老人微疫无下证，舌上干燥易生苔刺，用生脉散，生津润燥，芒刺自去。

舌　裂

日久失下，血液枯极，多有此证。又热结旁流，日久不治，在下则津液消亡，在上则邪火毒炽，亦有此证，急下之，裂自满。

舌短、舌硬、舌卷

皆邪气胜，真气亏。急下之，邪毒去，真气回，舌自舒。

---

① 离离：通"釐釐"，指舌上黑斑成片。

白砂苔

舌上白苔，干硬如砂皮，一名水晶苔，乃自白苔之时，津液干燥，邪虽入胃，不能变黄，宜急下之。白苔润泽者，邪在膜原也，邪微苔亦微，邪气盛，苔如积粉，满布其舌，未可下，久而苔色不变，别有下证，服三消饮，次早舌即变黄。

唇燥裂、唇焦色、唇口皮起、口臭、鼻孔如烟煤

胃家热，多有此证，固当下。唇口皮起，仍用别证互较。鼻孔煤黑，疫毒在胃，下之无辞。

口燥渴

更有下证者，宜下之，下后邪去胃和渴自减。若服花粉、门冬、知母，冀其生津止渴殊谬。若大汗，脉长洪而渴，未可下，宜白虎汤，汗更出，身凉渴止。

目赤、咽干、气喷如火、小便赤黑涓滴作痛、大便极臭、扬手踯足、脉沉而数

皆为内热之极，下之无辞。

潮　热

邪在胃有此证，宜下。然又有不可下者，详载似里非里条下，热入血室条下，神虚谵语条下。

善太息

胃家实，呼吸不利，胸膈痞闷，每欲引气下行故然。

心下满、心下高起如块、心下痛、腹胀满、腹痛按之愈痛、心下胀痛

以上皆胃家邪实，内结气闭，宜下之，气通则已。

头胀痛

胃家实，气不下降，下之头痛立止。若初起头痛，别无下证，未可下。

小便闭

大便不通，气结不舒，大便行，小便立解。误服行气利水药无益。

大便闭，转屎气极臭

更有下证，下之无辞。有血液枯竭者，无表里证，为虚燥，宜蜜煎导及胆导。

大肠胶闭

其人平日大便不实，设遇疫邪传里，但蒸作极臭，状如黏胶，至死不结，但愈蒸愈黏，愈黏愈闭，以致胃气不能下行，疫毒无路而出，不下即死。但得黏胶一去，下证自除而愈。

协热下利、热结旁流

并宜下。详见大便条下。

四逆、脉厥、体厥

并属气闭，阳气郁内，不能四布于外，胃家实也，宜下之。下后反见此证者，为虚脱，宜补。

发 狂

胃家实，阳气盛也，宜下之。有虚烦似狂，有因欲汗作狂，并详见本条，忌下。

应补诸证

向谓伤寒无补法者，盖伤寒时疫，均是客邪，然伤于寒者，不过风寒，乃天地之正气，尚嫌其填实而不可补。今感疫气者，乃天地之毒气，补之则壅裹其毒，邪火愈炽。是以误补之，为害尤甚于伤寒，此言其常也。及言其变，然又有应补者：或日久失下，形神几脱，或久病先亏，或先受大劳，或老人枯竭，皆当补泻兼施。设独行而增虚证者，宜急峻补 虚证散在诸篇，此不再赘，补之虚证稍退，切忌再补 详见前虚后实。补后虚证不退，反加变证者危。下后虚证不见，乃臆度其虚，辄用补剂，法所大忌。凡用补剂，本日不见佳处，即非应补。盖人参为益元气之极品，开胃气之神丹，下咽之后，其效立见。若用参之后，元气不回，胃气不转者，勿谓人参之功不捷，盖因投之不当耳。急宜另作主张，若恣意投之，必加变证，如加而更投之者死。

论阴证世间罕有

伤寒阴阳二证，方书皆以对待言之。凡论阳证，即继之阴证，读者以为阴阳二证世间均有之病。所以临诊之际，先将阴阳二证在于胸次，往来踌躇，最易牵入误揣。甚有不辨脉证，但窥其人多蓄少艾①，或适在妓家，或房事后得病，或病适至行房。医问及此，便疑为阴证。殊不知病之将至，虽僧尼寡妇，室女童男，旷夫阉宦，病势不可遏，与房欲何与焉？即便

---

① 少艾：年轻美丽的女子。

多蓄少艾，频宿娼妓，房事后适病，病适至行房，此际偶值病邪发行膜原，气壅火郁，未免发热，到底终是阳证，与阴证何与焉？况又不知阴证实乃世间非常有之证，而阳证似阴者何日无之？究其所以然者，盖不论伤寒、温疫传入胃家，阳气内郁，不能外布，即便四逆，所谓阳厥是也。又曰，厥微热亦微，厥深热亦深。其厥深者，甚至冷过肘膝，脉沉而微，剧则通身冰冷，脉微欲绝。虽有轻重之分，总之为阳厥。因其触目皆是，苟不得其要领，于是误认者良多。况且温疫每类伤寒，又不得要领，最易混淆。夫温疫热病也，从无感寒，阴自何来？一也；治温疫数百人，才遇二三正伤寒，二也；及治正伤寒数百人，才遇二三真阴证，三也。前后统论，苟非历治多人，焉能一见？阴证岂世间常有之病耶？观今伤寒科盛行之医，历数年间，或者得遇一真阴证者有之。又何必才见伤寒，便疑阴证，况多温疫，又非伤寒者乎？

论阳证似阴

凡阳厥，手足厥冷，或冷过肘膝，甚至手足指甲皆青黑，剧则遍身冰冷如石，血凝青紫成片，或六脉无力，或脉微欲绝。以上脉证，悉见纯阴，犹以为阳证何也？及审内证，气喷如火、龈烂口臭、烦渴谵语、口燥舌干、舌苔黄黑或生芒刺、心腹痞满、小腹疼痛、小便赤色、涓滴作痛；非大便燥结，即大肠胶闭；非协热下利，即热结旁流。以上内三焦悉见阳证，所以为阳厥也。粗工不察，内多下证，但见表证，脉体纯阴，误投温剂，祸不旋踵。

凡阳证似阴者，温疫与正伤寒通有之；其有阴证似阳者，

此系正伤寒家事，在温疫无有此证，故不附载。详见《伤寒实录》

温疫阳证似阴者，始必由膜原，以渐传里，先几日发热，以后四逆。伤寒阳证似阴者，始必由阳经发热，脉浮而数，邪气自外渐次传里，里气壅闭，脉体方沉，乃至四肢厥逆，盖非一日矣。其真阴者，始则恶寒而不发热，其脉沉细，当即四逆，急投附子回阳，二三日失治即死。

捷要辨法，凡阳证似阴，外寒而内必热，故小便血赤；凡阴证似阳者，格阳之证也，上热下寒，故小便清白。但以小便赤白为据，以此推之，万不失一。

舍病治药

尝遇微疫，医者误进白虎汤数剂，续得四肢厥逆，脉势转剧，更医谬指为阴证，投附子汤病愈。此非治病，实治药也。虽误认病原，药则偶中。医者之庸，病者之福也。盖病本不药自愈之证，因连进白虎寒凉悍，抑遏胃气，以致四肢厥逆，疫邪强伏，故病增剧。今投温剂，胃气通行，微邪流散故愈。若果直中，无阳阴证，误投白虎一剂立毙，岂容数剂耶？

舍病治弊

一人感疫，发热烦渴，思饮冰水，医者以为凡病须忌生冷，禁止甚严。病者苦索勿与，遂致两目火迸，咽喉焦燥，不时烟焰上腾，昼夜不寐，目中见鬼无数，病剧苦甚，自谓但得冷饮一滴下咽，虽死无恨。于是乘隙匍匐窃取井水一盆，置之枕旁。饮一杯，目顿清亮；二杯，鬼物潜消；三杯，咽喉声出；四杯，筋骨舒畅。饮至六杯，不知盏落枕旁，竟尔熟睡，俄而大汗如雨，衣被湿透，脱然而愈。盖因其人瘦而多火，素禀阳脏，始则加之以热，经络枯燥，既而邪气传表，不能作正汗而解，误投升散，则病转剧。今得冷饮，表里和润，所谓除弊便是兴利，自然汗解宜矣。更有因食、因痰、因寒剂而致虚陷疾不愈者，皆当舍病求弊，以此类推，可以应变于无穷矣。

论轻疫误治每成痼疾

凡客邪皆有轻重之分，惟疫邪感受轻者，人所不识，往往误治而成痼疾。假令患痢，昼夜无度，水谷不进，人皆知其危痢也。其有感之轻者，昼夜虽行四五度，饮食如常，起居如故，人亦知其轻痢，未尝误以他病治之者，凭有积滞耳。至如温疫感之重者，身热如火、头疼身痛、胸腹胀满、苔刺谵语、斑黄狂躁，人皆知其危疫也。其有感之浅者，微有头疼身痛，午后稍有潮热，饮食不甚减，但食后或觉胀满，或觉恶心，脉微数。如是之疫，最易误认。即医家素以伤寒、温疫为大病，今因证候不显，多有不觉其为疫也。且人感疫之际，来而不觉，既感不知，最无凭据。又因所感之气薄，今发时故现证不甚，虽有头疼身痛，况饮食不绝，力可徒步，又焉得而知其疫也？病患无处追求，每每妄诉病原，医家不善审察，未免随情错认。

有如病前适遇小劳，病患不过以此道其根由。医家不辨是非，便引东垣劳倦伤脾，元气下陷，乃执甘温除大热之句，随用补中益气汤，壅补其邪，转壅转热，转热转瘦，转瘦转补，多至危殆。或有妇人患此，适逢产后，医家便认为阴虚发热，血虚发痛，遂投四物汤及地黄丸，泥滞其邪。迁延日久，病邪益固，邀遍女科，无出滋阴养血，屡投不效。复更凉血通瘀，不知原邪仍在，积热自是不除，日渐尪羸，终成废痿。

凡人未免七情劳郁，医者不知为疫，乃引丹溪五火相煽之说，或指为心火上炎，或指为肝火冲击，乃惟类聚寒凉，冀其直折而反凝泣其邪，徒伤胃气。疫邪不去，瘀热何清？延至骨立而毙。

或尚有宿病淹缠，适逢微疫，未免身痛发热，医家、病家同认为原病加重，仍用前药加减，有妨于疫，病益加重，至死不觉者。如是种种，难以尽述，聊举一二，推而广之，可以应变于无穷矣。

肢体浮肿

时疫潮热而渴、舌黄身痛、心下满闷、腹时痛、脉数，此应下之症也。外有通身及面目浮肿，喘急不已，小便不利。此疫兼水肿，因三焦壅闭，水道不行也。但治在疫，水肿自已，宜小承气汤。向有单腹胀而后疫者，治在疫。若先年曾患水肿，因疫而发者，治在疫，水肿自愈。病患通身浮肿，下体益甚，脐凸，阴囊及阴茎肿大色白，小便不利，此水肿也，继又身大热，午后益甚，烦渴，心下满闷，喘急，大便不调，此又加疫也。因下之，下后胀不除，反加腹满，宜承气加甘遂二分，弱人量减。盖先肿胀，续得时疫，此水肿兼疫，大水在表，微疫在里也，故并治之。时疫愈后数日，先自足浮肿，小便不利，肿渐至心腹而喘，此水气也，宜治在水。时疫愈后数日，先自足浮肿，小便如常，虽至通身浮肿而不喘，别无所苦，此气复也。盖血乃气之依归，夫气先血而生，无所归依，故暂浮肿。但静养节饮食，不药自愈。时

疫身体羸弱，言不足以听，气不足以息，得下证少与承气，下证
稍减，更与之。眩晕欲死，盖不胜其攻也。绝谷期月，稍补则心
腹满闷，攻不可，补不可，守之则元气不鼓，余邪沉匿膜原，日
惟水饮而已，以后心腹忽加肿满烦冤者，向来沉匿之邪，方悉分
传于表里也，宜承气养荣汤，一服病已。设表肿未除，宜微汗之
自愈。时疫得里证失下，以致面目浮肿及肢体微肿，小便自利。
此表里气滞，非兼水肿也，宜承气下之。里气一疏，表气亦顺，
浮肿顿除。或见绝谷期月，指为脾虚发肿，误补必剧，妊娠更多
此证，治法同前，则子母俱安，但当少与，慎无过剂。(共七法)

服寒剂反热

阳气通行，温养百骸。阳气壅闭，郁而为热。且夫人身之火，
无处不有，无时不在，但喜通达耳。不论脏腑经络，表里上下，
血分气分，一有所阻，即便发热。是知百病发热，皆由于壅郁。
然火郁而又根于气，气常灵而火不灵，火不能自运，赖气为之
运。所以气升火亦升，气降火亦降，气行火亦行。气若阻滞，
而火屈曲，惟是屈曲热斯发矣，是气为火之舟楫也。今疫邪透
出于膜原，气为之阻，时欲到胃，是求伸而未能遽达也。今投
寒剂，抑遏胃气，气益不伸，火更屈曲，所以反热也。往往服
芩、连、知、柏之类，病患自觉反热。其间偶有灵变者，但言
我非黄连证，亦不知其何故也。窃谓医家[①]终以寒凉清热，热
不能清，尚信[②]弗疑；服之反热，全然不悟，虽至白首，终不
究心，悲夫！

---

① 窃谓医家：人卫本作"切谓医家"，评注本无此四字。
② 尚信：人卫本作"竟置"，于义亦通。

知 一

邪之着人，如饮酒然。凡人醉酒，脉必洪而数，气高身热，面目俱赤，乃其常也。及言其变，各有不同：有醉后妄言妄动，醒后全然不知者；有虽沉醉而神思终不乱者；醉后应面赤而反刮白者；应痿弱而反刚强者；应壮热而反恶寒战栗者；有易醉而易醒者；有难醉而难醒者；有发呵欠及嚏喷者；有头眩眼花及头痛者。因其气血虚实之不同，脏腑禀赋之各异，更兼过饮少饮之别，考其情状，各自不同。至论醉酒一也，及醒一时诸态如失。

凡人受邪，始则昼夜发热，日晡益甚，头疼身痛，舌上白苔，渐加烦渴，乃众人之常也。及言其变，各自不同者，或呕，或吐，或咽喉干燥，或痰涎涌甚；或纯纯发热；或发热而兼凛凛；或先凛凛而后发热；或先恶寒而后发热；或先一日恶寒而后发热，以后即纯纯发热；或先恶寒而后发热，以后渐渐寒少而热多，以至纯热者；或昼夜发热者；或但潮热，余时热稍缓者。有从外解者：或战汗，或狂汗、自汗、盗汗，或发斑；有潜消者。有从内传者：或胸膈痞闷，或心腹胀满，或心痛腹痛，或胸胁痛，或大便不通，或前后癃闭，或协热下利，或热结旁流。有黄苔黑苔者，有口燥舌裂者，有舌生芒刺、舌色紫赤者。有鼻孔如烟煤之黑者。有发黄及蓄血、吐血、衄血、大小便血、汗血、嗽血、齿衄血。有发颐疙瘩疮者。有首尾能食者；有绝谷一两月者；有无故最善反复者；有愈后渐加饮食如旧者；有愈后饮食胜常二三倍者；有愈后退爪脱发者。至论恶证，口噤不能张，昏迷不识人，足屈不能伸，唇口不住牵动，手足不住振战，直视，上视，圆睁，目瞑，口张，声哑，舌强，遗尿，遗粪，项强发痉，手足俱痉，筋惕瞤瞤，循衣摸床，撮空理线等症。种种不同，因其气血虚实之不同，脏腑禀赋之有异，更兼感重感轻之别。考其证候，各自不同，至论受邪则一也，及邪尽一任诸症如失。所谓知其一，万事毕；知其要者，一言而终；不知其要者，流散无穷。此之谓也。

以上止举一气，因人而变。至有岁气稍有不同者，有其年众人皆从自汗而解者，更有其年众人皆从战汗而解者。此又因气而变，余证大同小异，皆疫气也。至又杂气为病，一气自成一病，每病各又因人而变。统而言之，其变不可胜言矣，医者能通其变，方为尽善。

四损不可正治

凡人大劳、大欲，及大病、久病后，气血两虚，阴阳并竭，名为四损。当此之际，忽又加疫，邪气虽轻，并为难治，以正气先亏，邪气自陷。故谚有云：伤寒偏死下虚人，正谓此也。

盖正气不胜者，气不足以息，言不足以听，或欲言而不能。感邪虽重，反无胀满痞塞之症。误用承气，不剧即死。以正气愈损，邪气愈伏也。

若真血不足者，面色萎黄，唇口刮白，或因吐血崩漏，或因产后亡血过多，或因肠风脏毒所致。感邪虽重，面目反无阳色。误用承气速死，以营血愈消，邪气益加沉匿也。

若真阳不足者，或四肢厥逆，或下利清谷，肌体恶寒，恒多泄泻，至夜益甚，或口鼻冷气。感邪虽重，反无发热燥渴苔刺等症。误用承气，阳气愈消，阴凝不化，邪气留而不行，轻则渐加委顿，重则下咽立毙。

若真阴不足者，自然五液干枯，肌肤甲错。感邪虽重，应汗无汗，应厥不厥。误用承气，病益加重，以津液枯涸，邪气涩滞，无能输泄也。

凡遇此等，不可以常法正治，当从其损而调之。调之不愈者，稍以常法治之。治之不及者，损之至也。是故一损二损，轻者或可挽回，重者治之无益。乃至三损四损，虽卢、扁亦无所施矣。更以老少参之，少年遇损，或可调治；老年遇损，多见治之不及者。以枯魄独存，化源已绝，不复滋生也。

劳复、食复、自复

疫邪已退，脉证俱平，但元气未复，或因梳洗沐浴，或因多言妄动，遂致发热，前证复起，惟脉不沉实为辨，此为劳复。盖气为火之舟楫，今则真气方长，劳而复折，真气既亏，火亦不前，如人欲济，舟楫已坏，其可渡乎？是火也，某经气陷，则火随陷于某经，陷于经络则为表热，陷于脏腑则为里热，虚甚热甚，虚微热微。治法：轻则静养可复，重则大补气血。候真气一回，血脉融和，表里通畅，所陷之火，随气输泄，自然热退，而前证自除矣。若误用承气及寒凉剥削之剂，变证蜂起，卒至殒命，宜服安神养血汤。

若因饮食所伤者，或吞酸作嗳，或心腹满闷而加热者，此名食复，轻则损谷自愈，重则消导方愈。

若无故自复者，以伏邪未尽，此名自复，当问前得某证，所发亦某证，稍与前药，以彻其余邪，自然获愈。

安神养血汤

茯神　枣仁　当归　远志　桔梗　芍药　地黄　陈皮　甘草

加龙眼肉，水煎服。

感冒兼疫

疫邪伏而未发，因感冒风寒，触动疫邪，相继而发也，既有感冒之因由，复有风寒之脉证，先投发散，一汗而解。一二日续得头疼身痛，潮热烦渴，不恶寒，此风寒去，疫邪发也，以疫法治之。

疟疫兼证

疟疾二三发，或七八发后，忽然昼夜发热，烦渴不恶寒，舌生苔刺，心腹痞满，饮食不进，下证渐具。此温疫著，疟疾隐也，以疫法治之。

温疫昼夜纯热，心腹痞满，饮食不进，下后脉静身凉，或间日，或每日，时恶寒而后发热如期者，此温疫解，疟邪未尽也，以疟法治之。

温　疟

凡疟者寒热如期而发，余时脉静身凉，此常疟也，以疟法治之。设传胃者，必现里证，名为温疟，以疫法治者生，以疟法治者死。里证者，下证也。下后里证除，寒热独存者，是温疫减，疟证在也。疟邪未去者，宜疏；邪去而疟势在者，宜截；

势在而挟虚者，宜补。疏以清脾饮[①]，截以不二饮[②]，补以四君子。
方见疟门，仍恐杂乱，此不附载。

疫痢兼证

下痢脓血，更加发热而渴，心腹痞满，呕而不食，此疫痢
兼证，最为危急。夫疫者，胃家事也，盖疫邪传胃十常八九。
既传入胃，必从下解。疫邪不能自出，必藉大肠之气传送而下
而疫方愈。夫痢者，大肠内事也，大肠既病，失其传送之职，
故正粪不行，纯乎下痢脓血而已。所以向来谷食停积在胃，直
须大肠邪气将退，胃气通行，正粪自此而下。今大肠失职，正
粪尚自不行，又何能与胃载毒而出？毒既不前，羁留在胃，最
能败坏真气。在胃一日，有一日之害，一时有一时之害，耗气
搏血，神脱气尽而死。凡遇疫痢兼证者，在痢尤为吃紧，疫痢
俱急者，宜槟芍顺气汤，诚为一举两得。

槟芍顺气汤 专治下痢频数，里急后重。

槟榔　芍药　枳实　厚朴　大黄
生姜煎服。

妇人时疫

妇人伤寒时疫，与男子无二，惟经水适断适来，及崩漏产

---

① 清脾饮：出《济生方》，组成药物有：青皮、厚朴、草果、半夏、柴
胡、白术、甘草、茯苓、黄芩。
② 不二饮：据其功用，方当出于《明医指掌》，组成药物有：柴胡、黄
芩、常山、槟榔、知母、芍药、青皮、甘草。

后，与男子稍有不同。夫经水之来，乃诸经血满，归注于血室，下泄为月水。血室者，一名血海，即冲任脉也，为诸经之总任。经水适来，疫邪不入于胃，乘势入于血室，故夜发热谵语。盖卫气昼行于阳，不与阴争，故昼则明了，夜行于阴，与邪相搏，故夜则发热谵语。至夜止发热而不谵语者，亦为热入血室，因有轻重之分，不必拘于谵语也。经曰：无犯胃气及上二焦，必自愈。胸膈并胃无邪，勿以谵语为胃实而妄攻之，但热随血下，故自愈。若有如结胸状者，血因邪结也，当刺期门以通其结，治之以柴胡汤。治之不若刺者功捷。

经水适断，血室空虚，其邪乘虚传入，邪胜正亏，经气不振，不能鼓散其邪，为难治。且不从血泄，邪气何由即解？与适来之义，有血虚、血实之分，宜柴胡养荣汤。新产后亡血过多，冲任空虚，与夫素善崩漏，经气久虚，皆能受邪，与经水适断同法。

妊娠时疫

孕妇时疫，设应用三承气汤，须随证施治，切不可过虑，慎毋惑于参、术安胎之说。病家见用承气，先自惊疑，或更左右嘈杂，必致医家掣肘，为子母大不祥。若应下之证反用补剂，邪火壅郁，热毒愈炽，胎愈不安，转气传血，胞胎何赖？是以古人有悬钟之喻，梁腐而钟未有不落者。惟用承气，逐去其邪，火毒消散，炎熇顿为清凉，气回而胎自固。当此证候，反见大黄为安胎之圣药，历治历当，子母俱安。若腹痛如锥，腰痛如折，此时未堕欲堕之候，服药亦无及矣，虽投承气但可愈疾而全母。昧者以为胎堕，必反咎于医也。

或诘余曰：孕妇而投承气，设邪未逐，先损其胎，当如之何？余曰：结粪瘀热，肠胃间事也；胎附于脊，肠胃之外，子宫内事也。药先到胃，瘀热才通，胎气便得舒养，是以兴利除害于顷刻之间，何虑之有？但毒药治病，衰去七八，余邪自愈，慎勿过剂耳。

凡孕娠时疫，万一有四损者，不可正治，当从其损而调之，产后同法。非其损而误补，必死。四损详见前应补诸证条后。

小儿时疫

凡小儿感冒风寒疟痢等证，人所易知。一染时疫，人所难窥，所以耽误者良多。何也？盖由幼科专于痘、疹、吐、泻、惊、疳并诸杂证，在伤寒时疫甚略之，一也；古人称幼科为哑科，盖不能尽罄所苦以告师，师又安能悉乎问切之义？所以但知其身热，不知其头疼身痛也，但知不思乳食、心胸膨胀，疑其内伤乳食，安知其疫邪传胃也？但见呕吐恶心口渴下利，以小儿吐泻为常事，又安知其协热下痢也？凡此，何暇致思为时疫，二也。小儿神气娇怯，筋骨柔脆，一染时疫，延挨失治，即便二目上吊、不时惊搐、肢体发痉、十指钩曲、甚则角弓反张，必延幼科，正合渠平日学习见闻之证，是多误认为慢惊风，遂投抱龙丸，安神丸，竭尽惊风之剂，转治转剧。因见不啼不语，又将神门眉心乱灸，艾火虽微，内攻甚急，两阳相拂，如火加油，红炉添炭，死者不可胜记，深为痛悯。今凡遇疫毒流行，大人可染，小儿岂独不可染耶？但所受之邪则一，因其气血筋骨柔脆，故所现之症为异耳，务宜求邪以治，故用药与大人仿佛。凡五六岁以上者，药当减半；二三岁往来者，四分之一可也。又肠胃柔脆，少有差误，为祸更速，临证尤宜加慎。

小儿太极丸

天竺黄五钱　　胆星五钱　　大黄三钱　　麝香三分　　冰片三分　　僵蚕三钱

上为细末，端午日午时修合，糯米饭杵为丸，如芡实大，朱砂为衣。凡遇疫证，姜汤化下一丸，神效。

主客交

凡人向有他病尪羸，或久疟，或内伤瘀血，或吐血、便血、咳血，男子遗精、白浊，精气枯涸，女人崩漏、带下、血枯经闭之类，以致肌肉消烁，邪火独存，故脉近于数也。此际稍感疫气，医家、病家，见其谷食暴绝，更加胸膈痞闷、身疼发热，彻夜不寐，指为原病加重，误以绝谷为脾虚，以身痛为血虚，以不寐为神虚，遂投参、术、归、地、茯神、枣仁之类，愈进愈危。知者稍以疫法治之，发热减半，不时得睡，谷食稍进，但数脉不去，肢体时疼，胸胁锥痛，过期不愈。医以杂药频试，补之则邪火愈炽，泻之则损脾坏胃，滋之则胶邪愈固，散之则经络益虚，疏之则精气愈耗，守之则日消近死。盖但知其伏邪已溃，表里分传，里证虽除，不知正气衰微，不能托出，表邪留而不去，因与血脉合而为一，结为痼疾也。肢体时疼者，邪与荣气搏也；脉数身热不去者，邪火并郁也；胁下锥痛者，火邪结于膜膈也；过期不愈者，凡疫邪交卸，近在一七，远在二七、甚至三七，过此不愈者，因非其治，不为坏证即为痼疾也。夫痼疾者，所谓客邪胶固于血脉，主客交浑，最难得解，且愈久益固，治法当乘其大肉未消、真元未败，急用三甲散，多有得生者。更附加减法，随其平素而调之。

三甲散

鳖甲 龟甲并用酥炙黄，为末，各一钱。如无酥，各以醋炙代之 穿山甲土炒黄，为末，五分 蝉蜕洗净，炙干，五分 僵蚕白硬者，切断，生用，五分 牡蛎煅为末，五分。咽燥者斟酌用 䗪虫三个。干者擘碎；鲜者捣烂和酒少许，取汁入汤药同服，其渣入诸药同煎 白芍药酒炒，七分 当归五分 甘草三分

水二盅，煎八分，沥渣温服。若素有老疟或瘅疟者，加牛膝一钱，何首乌一钱。胃弱欲作泻者，宜九蒸九晒。若素有郁痰者，加贝母一钱。有老痰者，加栝楼霜五分。善呕者，勿用。若咽干作痒者，加花粉、知母各五分。若素燥咳者，加杏仁捣烂，一钱五分。若素有内伤瘀血者，倍䗪虫，如无䗪虫，以干漆炒，烟尽为度，研末。五分，及桃仁捣烂，一钱代之。服后病减半勿服，当尽调理法。

调理法

凡人胃气强盛，可饥可饱。若久病之后，胃气薄弱，最难调理。盖胃体如灶，胃气如火，谷食如薪，合水谷之精微，升散为血脉者如焰，其糟粕下转为粪者如烬。是以灶大则薪多火盛，薪断而余焰犹存，虽薪从续而火亦燃。若些小铛锅[1]，正宜薪数茎，稍多则壅灭，稍断则火绝。死灰而求复燃，不亦难乎？若夫大病之后，盖客邪新去，胃口方开，几微之气，所以多与、

---

① 铛锅：三足小锅，古人以之温酒、煮茶、煎药之用。

早与、迟与皆不可也。宜先与粥饮，次糊饮，次糜粥，次软饭，尤当循序渐进，毋先后其时。当设炉火，昼夜勿令断绝，以备不时之用，思谷即与，稍缓则胃饥如爇①，再缓则胃气伤，反不思食矣。既不思食，若照前与之，虽食而弗化，弗化则伤之又伤。不为食复者，当如初进法。若更多与，及黏硬之物，胃气壅甚，必胀满难支。若气绝谷存，乃致反复颠倒，形神俱脱而死矣。

统论疫有九传治法

夫疫之传有九，然亦不出乎表里之间而已矣。所谓九传者，病患各得其一，非谓一病而有九传也。盖温疫之来，邪自口鼻而入，感于膜原，伏而未发者，不知不觉。已发之后，渐加发热，脉洪而数，此众人相同，宜达原饮疏之。继而邪气一离膜原，察其传变，众人不同者，以其表里各异耳。有但表而不里者，有但里而不表者，有表而再表者，有里而再里者，有表里分传者，有表里分传而再分传者，有表胜于里者，有里胜于表者，有先表而后里者，有先里而后表者。凡此九传，其去病一也。医者不知九传之法，不知邪之所在，如盲者之不任杖，聋者之听宫商，无音可求，无路可适，未免当汗不汗，当下不下，或颠倒误用，或寻枝摘叶，但治其证，不治其邪，同归于误一也。

所言但表而不里者，其症头疼身痛，发热，而复凛凛，内无胸满腹胀等症，谷食不绝，不烦不渴。此邪气外传，由肌表

---

① 爇（yàn，掩）：同"燄"，炽盛。此指饥饿感极其强烈。

而出，或自斑消，或从汗解。斑者有斑疹、桃花斑、紫云斑；汗者有自汗、盗汗、狂汗、战汗之异。此病气之使然，不必较论，但求得斑得汗为愈疾耳。凡自外传者为顺，勿药亦能自愈。间有汗出不彻，而热不退者，宜白虎汤；斑出不透，而热不退者，宜举斑汤；有斑汗并行而愈者。若斑出不透，汗出不彻而热不除者，宜白虎合举斑汤。

间有表而再表者，所发未尽，膜原尚有隐伏之邪，或二三日后，四五日后，依前发热，脉洪而数。及其解也，斑者仍斑，汗者仍汗而愈。未愈者，仍如前法治之，然亦希有。至于三表者，更希有也。

若但里而不表者，外无头疼身痛，而后亦无三斑四汗。惟胸膈痞闷，欲吐不吐，虽得少吐而不快，此邪传里之上者。宜瓜蒂散吐之，邪从吐减，邪尽病已。邪传里之中下者，心腹胀满，不呕不吐，或燥结便闭，或热结旁流，或协热下利，或大肠胶闭，并宜承气辈导去其邪，邪减病减，邪尽病已。上中下皆病者，不可吐，吐之为逆，但宜承气导之，则在上之邪，顺流而下，呕吐立止，胀满渐除。

有里而再里者，愈后二三日或四五日，依前之证复发，在上者仍吐之，在下者仍下之。再里者常事，甚有三里者，希有也。虽有上中下之分，皆为里证。

若表里分传者，始则邪气伏于膜原。膜原者，即半表半里也。此传法以邪气平分，半入于里，则现里证，半出于表，则现表证，此疫家之常事。然表里俱病，内外壅闭，既不得汗，而复不得下。此不可汗，强求其汗必不可得，宜承气先通其里。里邪先去，邪去则里气通，中气方能达表。向者郁于肌肉之邪，乘势尽发于肌表矣，或斑或吐，盖随其性而升泄之也。诸症悉去，既无表里证而热不退者，膜原尚有已发之邪未尽也，宜三消饮调之。

若表里分传而再分传者，照前表里俱病，宜三消饮，复下复汗如前而愈，此亦常事。至有三发者，亦希有也。

若表胜于里者，膜原伏邪发时，传表之邪多，传里之邪少，何以治之？表证多而里证少，当治其表，里证兼之；若里证多而表证少者，但治其里，表证自愈。

若先表而后里者，始则但有表证而无里证，宜达原饮。有经证者，当用三阳加法。经证不显，但发热者不用加法。继而脉洪大而数，自汗而渴，邪离膜原未能出表耳，宜白虎汤辛凉解散，邪从汗解，脉静身凉而愈。愈后二三日，或四五日后，依前发热，宜达原饮。至后反加胸满腹胀、不思谷食、烦渴、舌上苔刺等症，加大黄微利之。久而不去，在上者宜瓜蒂散吐之；如在下者，宜承气汤导之。

若先里而后表者，始则发热，渐加里证。下之里证除，二三日内复发热，反加头疼身痛脉浮者，宜白虎汤。若下后热减不甚，三四日后，精神不慧，脉浮者宜白虎汤汗之。服汤后不得汗者，因精液枯竭也，加人参覆卧则汗解。此近表里分传之证，不在此例。

若大下后，大汗后，表里之证悉去，继而一身尽痛，身如被杖，甚则不可反侧，周身骨寒而痛，非表证也，此不必治，二三日内阳气自回，身痛自愈。

凡疫邪再表再里，或再表里分传者，医家不解，反责病家不善调理，以致反复。病家不解，每责医家用药有误，致病复起。彼此归咎，胥失之矣！殊不知病势之所当然，盖气性如此，一者不可为二，二者不可为一，绝非医家、病家之过也，但得病者向赖精神完固，虽再三反复，随复随治，随治随愈。

间有延挨失治，或治之不得其法，日久不除，精神耗竭，嗣后更医，投药固当，现下之邪拔去，因而得效。殊不知膜原尚有伏邪，在一二日内，前证复起，反加循衣摸床，神思昏愦，目中不了了等症，且脉起渐萎，大凶之兆也。譬如行人，日间趱行，未晚投宿，何等从容？今则日间绕道，日暮途长，急难及矣。病家不咎于前医耽误时日，反咎于后医既生之而又杀之，良可叹也！当此之际，攻之则元气几微，是求速死；补之则邪火益炽，精气枯燥；守之则正不胜邪，必无生理矣。

正　名

《伤寒论》曰：发热而渴，不恶寒者为温病，后人省"氵"加"疒"为瘟，即温也。

如病證之"證"，后人省文作"证"，嗣后省"言"加"疒"为症。又如滞下，古人为下利脓血，盖以泻为下利，后人加"疒"为"痢"。要之，古无瘟、痢、症三字，皆后人之自为变易耳。不可因易其文，以温、瘟为两病，各指受病之原，乃指冬之伏寒，至春至夏发为温热，又以非节之暖为温疫。果尔，又当异证异脉，不然临治之际，何以知受病之原不同也。设使脉病不同，病原各异，又当另立方论治法，然则脉证治法，又何立哉？所谓枝节愈繁，而意愈乱，学人未免有多岐之惑矣。夫温者热之始，热者温之终，温热首尾一体，故又为热病即温病也。又名疫者，以其延门阖户，如徭役之役，众人均等之谓也。今省文作"殳"加"疒"为疫。又为时疫时气者，因其感时行戾气所发也，因其恶厉，又为之疫疬，终有得汗而解，故燕冀名为汗病。此外，又有风温、湿温，即温病挟外感之兼证，名各不同，究其病则一。然近世称疫者众，书以温疫者，弗遗其言也。后以伤寒例及诸家所议，凡有关于温疫，其中多有误者，恐致惑于来学，悉采以正焉。

《伤寒例》正误

《阴阳大论》云：春气温和，夏气暑热，秋气清凉，冬气冷冽，此则四时正气之序也。冬时严寒，万类深藏，君子固密，则不伤于寒。触冒之者，乃名伤寒耳。其伤于四时之气，皆能为病，以伤寒为毒者，以其最成杀厉之气也。中而即病者，名曰伤寒，不即病者，寒毒藏于肌肤，至春变为温病，至夏变为暑病，暑病者，热极重于温也。

成注：《内经》曰：先夏至为温病，后夏至为暑病，温暑之病，本于伤寒而得之。

按：十二经络，与夫奇经八脉，无非营卫气血，周布一身而营养百骸。是以天真元气，无往不在，不在则麻木不仁。造化之机，无刻不运，不运则颠倒仆绝。然风、寒、暑、湿之邪，与吾身之营卫，势不两立，一有所干，疾苦作矣，苟或不除，不危即毙。上文所言冬时严寒所伤，中而即病者为伤寒，不即病者，至春变为温病，至夏变为暑病。然风寒所伤，轻则感冒，重则伤寒，即感冒一证，风寒所伤之最轻者，尚尔头疼身痛、四肢拘急、鼻塞声重、痰嗽喘急、恶寒发热，当即为病，不能容隐。今冬时严寒所伤，非细事也，反能藏伏过时而发耶？更问何等中而即病？何等中而不即病？何等中而即病者头痛如破，身痛如杖，恶寒项强，发热如炙，或喘或呕，甚则发痉，六脉疾数，烦躁不宁，至后传变，不可胜言，仓卒失治，乃致伤生？何等中而不即病者，感则一毫不觉，既而延至春夏，当其已中之后，未发之前，饮食起居如常，神色声气，纤毫不异，其已发之证，势不减于伤寒？况风寒所伤，未有不由肌表而入，所伤皆营卫。所感均系风寒，一者何其懵懵，中而不觉，藏而不知；一者何其灵异，感而即发。发而根属同源而异流，天壤之隔，岂无说耶？既无其说，则知温热之原，非风寒所中矣。且言寒毒藏于肌肤之间。肌为肌表，肤为皮之浅者，其间一毫一窍，无非营卫经行所摄之地。即感冒些小风寒，尚不能稽留，当即为病，何况受严寒杀厉之气，且感于皮肤最浅之处，反能容隐者耶？以此推之，必无是事矣。凡治客邪大法，要在表里分明，所谓未入于腑者，邪在经也，可汗而已；既入于腑者，邪在里也，可下而已。果系寒毒藏于肌肤，虽过时而发，邪气犹然在表，治法不无发散，邪从汗解。后世治温热病者，若执肌肤在表之邪，一投发散，是非徒无益，而又害之矣！

凡病先有病因，方有病证，因证相参，然后始有病名，稽之以脉，而后可以言治。假令伤寒、中暑，各以病邪而立名。今热病以病证而立名，上文所言暑病，反不若言热病者，尚可模糊。若以暑病为名，暑为病邪，非感盛夏之暑，不可以言暑病。若言暑病，乃是香薷饮之证，彼此岂可相混？凡客病感邪之重，则病甚，其热亦甚；感邪之轻，则病轻，其热亦微。热之微甚，存乎感邪之轻重也。二三月及八九月，其时亦有病重，大热不止，失治而死者。五、六月亦有病轻热微不药而愈者。凡温病四时皆有，但仲夏感者多，春秋次之，冬时又次之，但可以时令分病之多寡，不可以时令分热之轻重也。

是以辛苦之人，春夏多温热病者，皆由冬时触寒所致，非时行之气也。凡时行者，春应暖而反大寒，夏应大热而反大凉，秋时应凉而反大热，冬时应寒而反大温，此非其时有其气，是以一岁之中，长幼之病多相似者，此则时行之气也。

然气候亦有应至而不至，或有至而太过者，或未应至而至者，此成病气也。

按：春温、夏热、秋凉、冬寒乃四时之常，因风雨阴晴稍为损益。假令春应暖而反多寒，其时必多雨；秋应凉而热不去者，此际必多晴；夫阴晴旱潦之不测，寒暑损益安可以为拘？此天地四时之常事，未必为疫。夫疫者，感天地之戾气也。戾气者，非寒、非暑、非暖、非凉，亦非四时交错之气，乃天地别有一种戾气，多见于兵荒之岁，间岁亦有之，但不甚耳。上文所言，长幼之病多相似者，此则为时行之气，虽不言疫，疫之意寓是矣。殊不知四时之气，虽损益于其间，及其所感之病，终不离其本源。假令正、二月应暖，偶因风雨交集，天气不能温暖，而多春寒。所感之病，轻则为感冒，重则为伤寒，原从感冒、伤寒法治之。但春寒之气，终不若冬时严寒杀厉之气为重，投剂不无有轻重之分，此即应至而不至，至而不去二事也。又如八九月，适多风雨，偶有暴寒之气先至，所感之病，大约与春寒仿佛。深秋之寒，终不若冬时杀厉之气为重，此即未应至而至。即冬时严寒倍常，是为至而太过，所感亦不过即病之伤寒耳。假令夏时多风雨，炎威少息，为至而不及。时多亢旱，烁石流金，为至而太过。太过则病甚，不及则病微，至于伤暑一也，其病与四时正气之序何异耶？治法无出于香薷饮而已。

其冬时有非节之暖，名曰冬温。

按：此即未应至而至也。按冬伤于寒，至春变为温病，今又以冬时非节之暖为冬温。一感于冬寒，一感于冬温，一病两名，寒温悬绝，然则脉证治法又何似耶？夫四气乃二气之离合也，二气即一气之升降也。升极则降，降极则升；升降之极，为阴阳离，离则亢，亢气致病。亢气者，冬之大寒，夏之大暑也。将升不升，将降不降，为阴阳合，合则气和，气和则不致病。和气者，即春之温暖，秋之清凉也。是以阴极而阳气来和，为温暖；阳极而阴气来和，为清凉，斯有既济之道焉。《易》曰：一阴一阳为之道。偏阴偏阳为之疾。得其道，未有反致其疾者。若夫春寒秋热，为冬夏之偏气，倘有触冒之者，固可以为疾；亦无出于感寒伤暑，未可以言疫。若夏凉冬暖，转得春秋之和气，岂有因其和而反致疾者？所以但见伤寒、中暑，未尝见伤温和而中清凉也。温暖清凉，未必为病，又乌可以言疫？

从春分以后至秋分节，天有暴寒者，此皆时行寒疫也。三月、四月，或有暴寒，其时阳气尚弱，为寒所折，病热犹轻。五月、六月，阳气已盛，为寒所折，病热为重。七月、八月，阳气已衰，为寒所折，病热亦微，其病与温暑相似，但有殊耳。

按：四时皆有暴寒，但冬时感严寒杀厉之气，名伤寒，为病最重，其余三时寒微，为病亦微。又以三时较之，盛夏偶有些小风寒，所感之病更微矣。此则以感寒之重，病亦重而热亦重；感寒之轻，病亦轻而热亦轻。是重于冬而略于三时，至夏而又略之，此必然之理也。上文所言，三月、四月，阳气尚弱，为寒所折，病热犹轻；五月、六月，以其时阳气已盛，为寒所折，病热为重；七月、八月其时阳气已衰，为寒所折，病热亦微。由是言之，在冬时阳气潜藏，为寒所折，病热更微。此则反见夏时感寒为重，冬时感寒为轻，前后矛盾，于理大违。交春夏秋三时，偶有暴寒所着，与冬时感冒相同，治法无二，但可名感冒，不当另立寒疫之名。若又以疫为名，殊类画蛇添足。

诸家温疫正误

云岐子[1]：伤寒汗下不愈，过经其证尚在而不除者，亦为温疫病也。如太阳证，汗下过经不愈，诊得尺寸俱浮者，太阳温病也。如身热目痛不眠，汗下过经不愈，诊得尺寸俱长者，阳明温病也；如胸胁胀满，汗下过经不愈，诊得尺寸俱弦者，少阳温病也；如腹满咽干，诊得尺寸俱沉细，过经不愈者，太阴温病也；如口燥舌干而渴，诊得尺寸俱沉细，过经不愈者，少阴温病也；如烦满囊缩，诊得尺寸俱微缓，过经不愈者，厥阴温病也。是故随其经而取之，随其证而治之。如发斑，乃温毒也。

按：《伤寒》叙一日太阳、二日阳明、三日少阳、四日太阴、五日少阴、六日厥阴，为传经尽，七日后传太阳，为过经。云岐子所言伤寒过经不愈者，便指为温病，竟不知伤寒、温病，自是两途。

汪[2]云：愚谓温与热，有轻重之分。故仲景云：若遇温气，则为温病此叔和之言，非仲景论。更遇温热气，即为温毒，热比温尤重故也。但冬伤于寒，至春而发，不感异气，名曰温病，此病之稍轻者也。温病未已，更遇温气，变为温病，此病之稍重者也。《伤寒例》以再遇温气名曰温疫，又有不因冬伤于寒，至春而病温者，此特感春温之气，可名春温。如冬之伤寒，秋之伤湿，夏之中暑相同也。按：《阴阳大论》四时正气之序：春温、

---

[1] 云岐子：指金代医家张璧，号云岐子，今河北易县人。为张元素之子，精于脉法，著《云岐子脉诀》《伤寒保命集》《脉谈》《医学新说》等。

[2] 汪：指明代医家汪机。汪机，字省之，别号石山居士，安徽人。其家世代行医，著有《医学原理》《脉诀刊误集解》《针灸问对》等。

夏暑、秋凉、冬寒。今特感春温之气，可名春温。若感秋凉之气，可名秋凉病矣。春温可以为温病，秋凉独不可为凉病乎？以凉病似觉难言，勉以湿证搪塞。既知秋凉病有碍，反而思之，则知春温病殊为谬妄矣。以此观之，是春之温病，有三种不同。有冬伤于寒，至春变为温病者；有温病未已，再遇温气，而为温病者；有重感温气，相杂而为温病者；有不因冬伤于寒，不因更遇温气，只于春时，感春温之气而病者。若此三者，皆可名为温病，不必各立名色，只要知其病原之不同也。

凡病各有病因。如伤寒自觉触冒风寒，如伤食自觉饮食过度，各有所责。至于温病，乃伏邪所发，多有安居静养，别无他故，倏焉而病。询其所以然之故，无处寻思，况求感受之际，且自不觉。故立论者或言冬时非节之暖，或言春之温气，或言伤寒过经不解，或言冬时伏寒，至春夏乃发按：冬伤于寒春必病温，出自《素问》，此汉人所撰，晋王叔和又以述《伤寒例》，盖顺文之误也。或指冬不藏精，春必病温此亦汉人所撰，但言研丧致病，不言因邪致病，即使寓意邪气乘虚，实不言何气使然。夫邪气乘虚，最是切当，然又有童男室女，以无漏之体，富贵享逸，以幽闲之志，在疫亦未能免，事有不可执滞。又见冬时之温病，与春夏之温疫，脉证相同，治法无异。据云：冬时即病为伤寒。今发于冬时，应作正伤寒，且又实是温病，既是温病，当发于春夏而何又发于冬时？思之至此，不能无疑，乃觉前人所论难凭，务求其所以然之故。既不可言伤寒，又不可言伏寒，即得以冬时非节之暖，牵合而为病原。不思严寒酷暑，因其锋利，人所易犯，故为病最重。至于温暖，乃天地中和之气，万物得之而发育，气血得之而融和，当其肃杀之令，权施仁政，未有因其仁政而反蒙其害者。窃尝较之，冬时未尝温暖，亦有温病，或遇隆冬，临时温暖，虽有温病感温之由，亦无确据，此不过猜疑之说，乌足以为定论。或言感三春当令之温气为温病，夫春时自应温暖，责之尤其无谓；或言温病复感温气，而为温病，正如头上安头；或言伤寒汗下过经不愈者为温病，则又指鹿为马。《活人》又以夏应暑而寒气折之，责邪在心，为夏温；秋应凉而大热折之，责邪在肺，为秋温，转属支离。陶氏又以秋感温气而为秋温。明是杂证，叙温者络绎，议论者各别，言愈繁杂，而本源愈失，使学人反增亡羊之感，与医道何补。

《活人书》云：夏月发热恶寒头疼，身体肢节痛重，其脉洪盛者，热也。冬伤于寒，因暑气而发为热病。治热病与伤寒同，有汗宜桂枝汤，无汗宜麻黄汤，如烦躁宜大青龙汤，然夏月药性须带凉，不可太温，桂枝、麻黄、大青龙须用加减，夏至前桂枝加黄芩，夏至后桂枝、麻黄、大青龙加知母、石膏或加升麻，盖桂枝、麻黄性热。地暖处，非西北之比，夏月服之，必有发黄斑出之失。热病三日外，与前汤不瘥，脉势仍数，邪气犹在经络，未入脏腑者，桂枝石膏汤主之。此方夏至后，代桂枝证用，若加麻黄，可代麻黄、青龙汤证也。若三月至夏，为晚发伤寒，栀子升麻汤，亦暂用之。王宇泰述万历癸卯，李氏一婿，应举南下，时方盛暑，伤寒。一太学生，新读仲景书，自谓知医，投以桂枝汤，入腹即毙。大抵麻黄、桂枝二汤，隆冬正伤寒之药，施之于温病不可，况于热病乎？

按：《活人》以温热病，用桂枝、麻黄，虽加凉药，终未免发散之误。不危幸也，岂止三日前汤不瘥、脉势仍数而已哉？至此尚然不悟为半里之证，且言邪气犹在经络，仍用桂枝石膏汤，至死无悔。王宇泰及王履非之甚当，是以不用麻黄、桂枝，贤于《活人书》远矣。究竟不识温热之源，是以不知用药耳。

春温：《活人书》曰：春应温而清气折之，责邪在肝。或身热头疼，目眩呕吐，长幼率相似，升麻葛根汤、解肌汤、四时通用败毒散。

陶氏曰：交春后至夏至前，不恶寒而渴者为温病，用辛凉之药微解，不可大发汗。急证现者，用寒凉之药急攻之，不可误汗误下，当须识此，表证不与正伤寒同法，里证同。

夏温：《活人书》曰：夏应暑而寒气折之，责邪在心，或身热头疼、腹满自利，长幼率相似，理中汤、射干汤、半夏桂枝汤。

陶氏曰：交夏至，有头疼发热，不恶寒而渴，此名温病，愈加热者为热病，止用辛凉之药解肌，不宜大汗。里证见者，急攻下，表证不与正伤寒同法，里证治法同。

秋温：《活人书》曰：秋应凉而大热折之，责邪在肺，湿热相搏，民病咳嗽，金沸草散、白虎加苍术汤；病疸发黄，茵陈五苓散。

陶氏曰：交秋至霜降前，有头疼发热、不恶寒、身体痛小便短者，名湿病，亦用辛凉之药，加疏利以解肌，亦不宜汗。里证见者，宜攻下，表证不与正伤寒同法。

冬温：《活人书》曰：冬应寒而反大温折之，责邪在肾，宜葳蕤汤。

丹溪曰：冬温为病，非其时有其气者，冬时严寒，君子当闭藏而反发泄于外，专用补药带表药。①

按：西北高厚之地，风高气燥，湿证希有。南方卑湿之地，更遇久雨淋漓，时有感湿者，在天或时久雨，或时亢旱，盖非

---

① 春温……表药：此节出自《证治准绳》。著者王肯堂，字宇泰，别号损庵，明代医家，著有《证治准绳》等数十种医书。

时令所拘。故伤湿之证，随时有之，不待交秋而后能也。推节庵之意，以至春为温病，至夏为热病，至秋似不可复言温热。然至秋冬，又未免温病，只得勉以湿证抵搪。且湿热杂证，更不得借此混淆。惟其不知温病四时皆有，故说到冬时，遂付之不言。宇泰因见陶氏不言，乃引丹溪述非其时有其气，以补冬温之缺。然则冬时交错之气，又不可以为冬温也。《活人书》但言四时之温，盖不知温之源，故春责清气，夏责寒气，秋责热气，冬责温气，殊不知清、温、寒、热，总非温病之源。复以四时专令之脏而受伤，不但胶柱鼓瑟，且又罪及无辜矣。

索 引

（按笔画排序）